青少年急救知识
意外伤害的应对

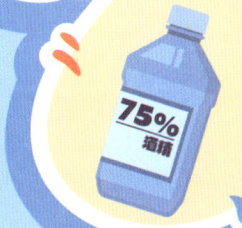

《青少年急救知识》编委会 编

本书编委会

主　　编：曹　钰

分册主编：唐时元　段力耕

编　　委（排名不分先后）：

　　　　　陈传熹　胡　旭　刘纪宁　王才宏　王　英　刘　鹏
　　　　　蒋耀文　姚　鹏　何亚荣　曹莉萍　高永莉　姜静媛
　　　　　张建娜　朱妹姮　唐　全　沈星佐　邹　鑫　孙作煦
　　　　　李林峰　徐格芮　陈长志　李鸿钊　刘兴远　吴志云
　　　　　陈　瑾　李建花　陈娅兰

特别感谢：张曹东　陈柯羽　彭子洋　唐沐邑　刘安凯
　　　　　蒋铠鸿　蒋铠丞　刘伊珂　邓梓骞

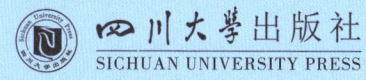

图书在版编目（CIP）数据

青少年急救知识. 意外伤害的应对 /《青少年急救知识》编委会编. — 成都：四川大学出版社，2023.10
ISBN 978-7-5690-6397-4

Ⅰ. ①青… Ⅱ. ①青… Ⅲ. ①急救－青少年读物 Ⅳ. ① R459.7-49

中国国家版本馆CIP数据核字（2023）第199461号

书　　名：	青少年急救知识：意外伤害的应对
	Qingshaonian Jijiu Zhishi:Yiwai Shanghai de Yingdui
编　　者：	《青少年急救知识》编委会
选题策划：	梁　平　杨　果
责任编辑：	杨　果
责任校对：	倪德君
装帧设计：	裴菊红
责任印制：	王　炜
出版发行：	四川大学出版社有限责任公司
	地址：成都市一环路南一段24号（610065）
	电话：（028）85408311（发行部）、85400276（总编室）
	电子邮箱：scupress@vip.163.com
	网址：https://press.scu.edu.cn
印前制作：	四川胜翔数码印务设计有限公司
印刷装订：	四川盛图彩色印刷有限公司
成品尺寸：	185 mm×260 mm
印　　张：	4
字　　数：	58千字
版　　次：	2023年11月 第1版
印　　次：	2023年11月 第1次印刷
定　　价：	36.00元

扫码获取数字资源

四川大学出版社
微信公众号

本社图书如有印装质量问题，请联系发行部调换

版权所有 ◆ 侵权必究

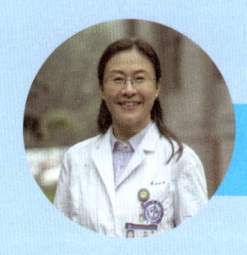

主编：曹钰

主任医师，博士研究生导师，四川大学华西医院急诊科/急诊医学研究室主任，美国托马斯杰斐逊大学医院访问学者，中华医学会急诊医学分会副主任委员、人文学组组长，中国医师协会急诊医师分会副会长，四川省卫生计生领军人才，四川省医师协会急诊医师分会会长，四川省医学会急诊医学专业委员会候任主任委员，四川急诊专科医联体主席。荣获中国教科文卫体工会全国委员会"全国医德楷模"称号，获评"第十一批四川省学术和技术带头人"，入选2021年度"天府青城计划"天府名医项目，全国校园急救教育试点工作办公室认定全国首批学校急救教育专家，负责四川省学校急救教育工作的规划与推进。

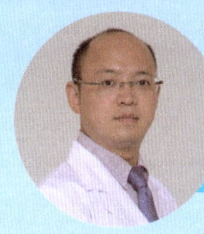

分册主编：唐时元

四川大学华西医院急诊科副主任医师，国家一流本科课程主讲人，四川省急诊医师协会委员兼秘书，四川省医院管理协会急救管理分会副秘书长，四川省人工智能学会理事，四川省医学会灾难医学分会青年委员会副主任委员，美国灾难生命支持培训课程认证导师，美国心脏协会（AHA）基础生命支持/高级心血管生命支持（BLS/ACLS）课程认证导师。

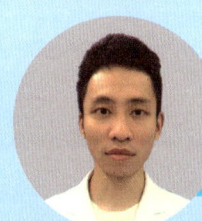

分册主编：段力耕

四川大学华西医院急诊科主治医师，四川省健康管理师协会委员，主要从事急性创伤相关研究，长期从事医学教学及医学知识普及教育工作。

目录

1. 皮肤伤口的处理 1
2. 外伤后如何预防破伤风 8
3. 烧烫伤的处理 12
4. 中暑的预防和处理 20
5. 晒伤的处理 26
6. 冻伤的处理 32
7. 关节韧带损伤的处理 38
8. 关节脱臼的处理 44
9. 骨折的处理 48
10. 肢体离断的处理 54

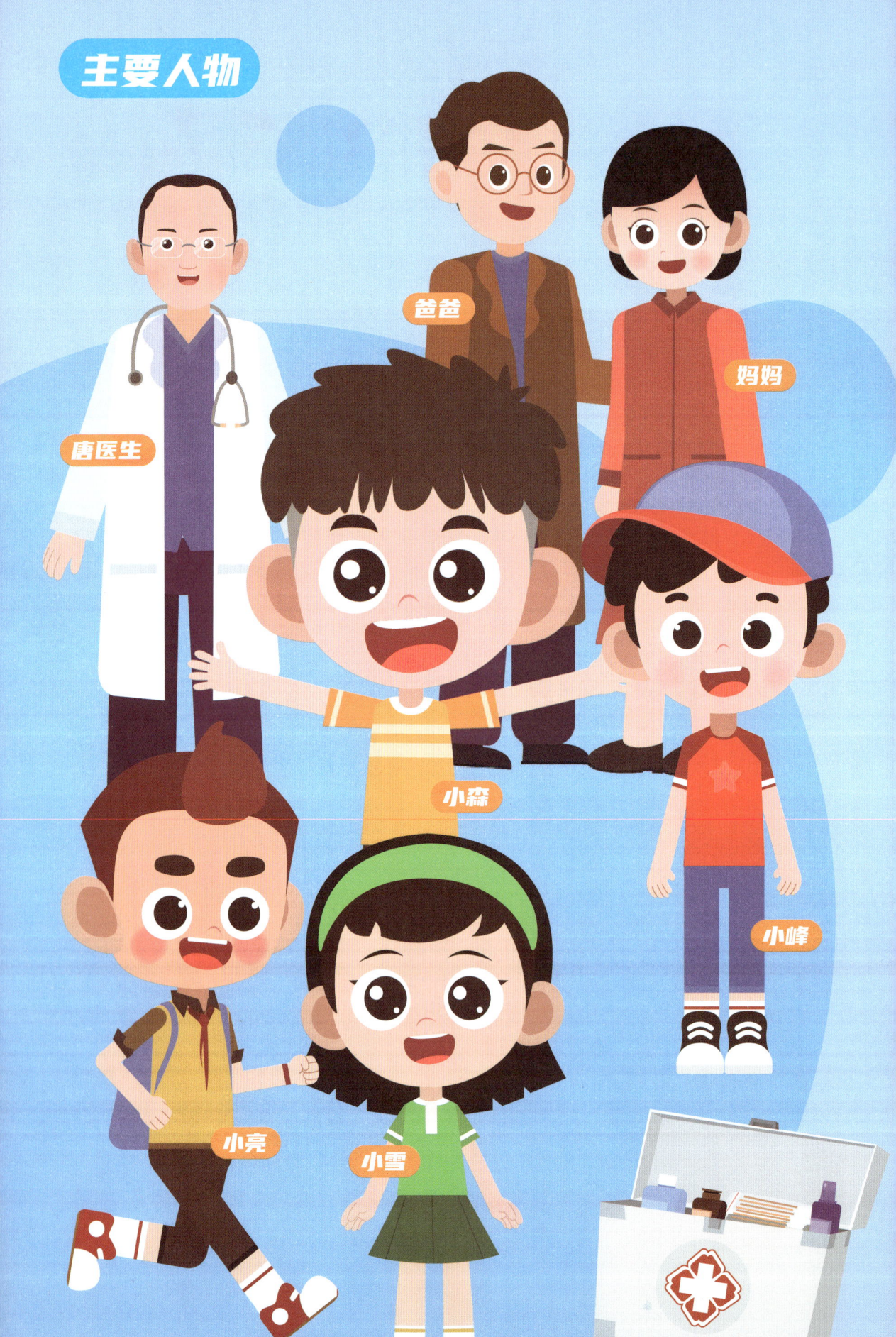

1 皮肤伤口的处理

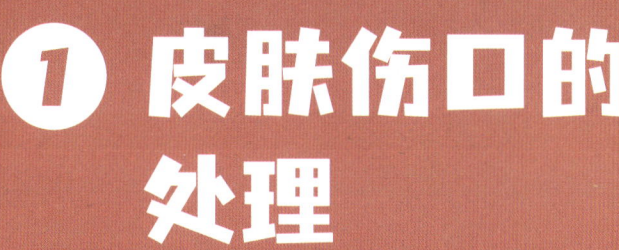

体育课上,一场精彩的篮球比赛正在进行,比分交替上升,赛况十分激烈。

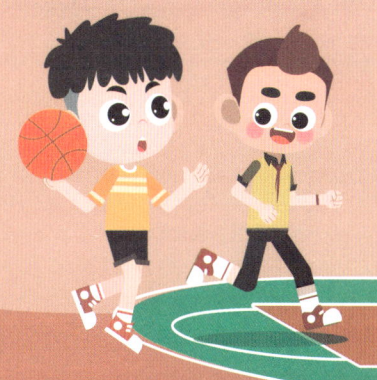

小森也参加了篮球比赛,运球、投篮,全场都有他奔跑的身影。但一个踉跄,他重重地摔倒在地上,膝盖和手臂都磨破了皮,渗出点点血珠。

"好疼啊,流血了。"小森坐在地上,痛苦地说道。

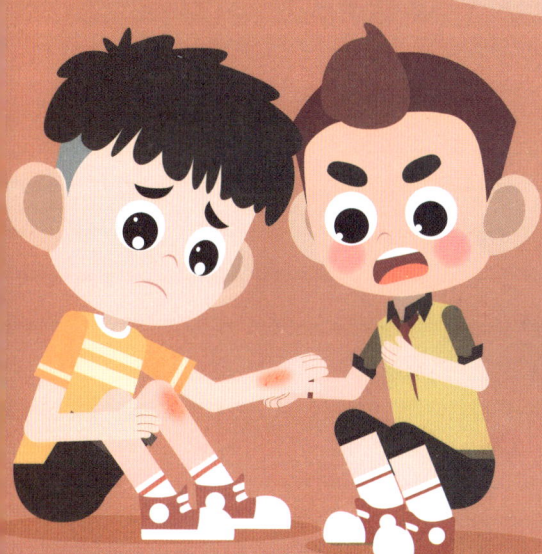

受伤的原因

青少年在日常生活中，由于活动量大，但身体力量较弱、安全意识不足，往往会把自己搞得"伤痕累累"，身上会出现大大小小的伤口。

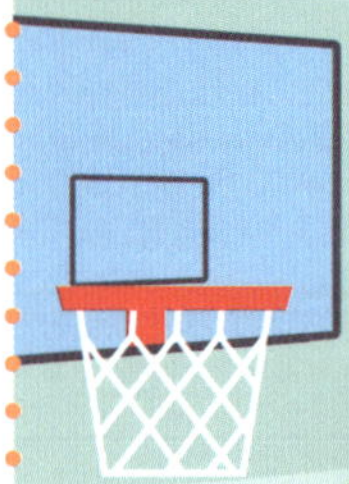

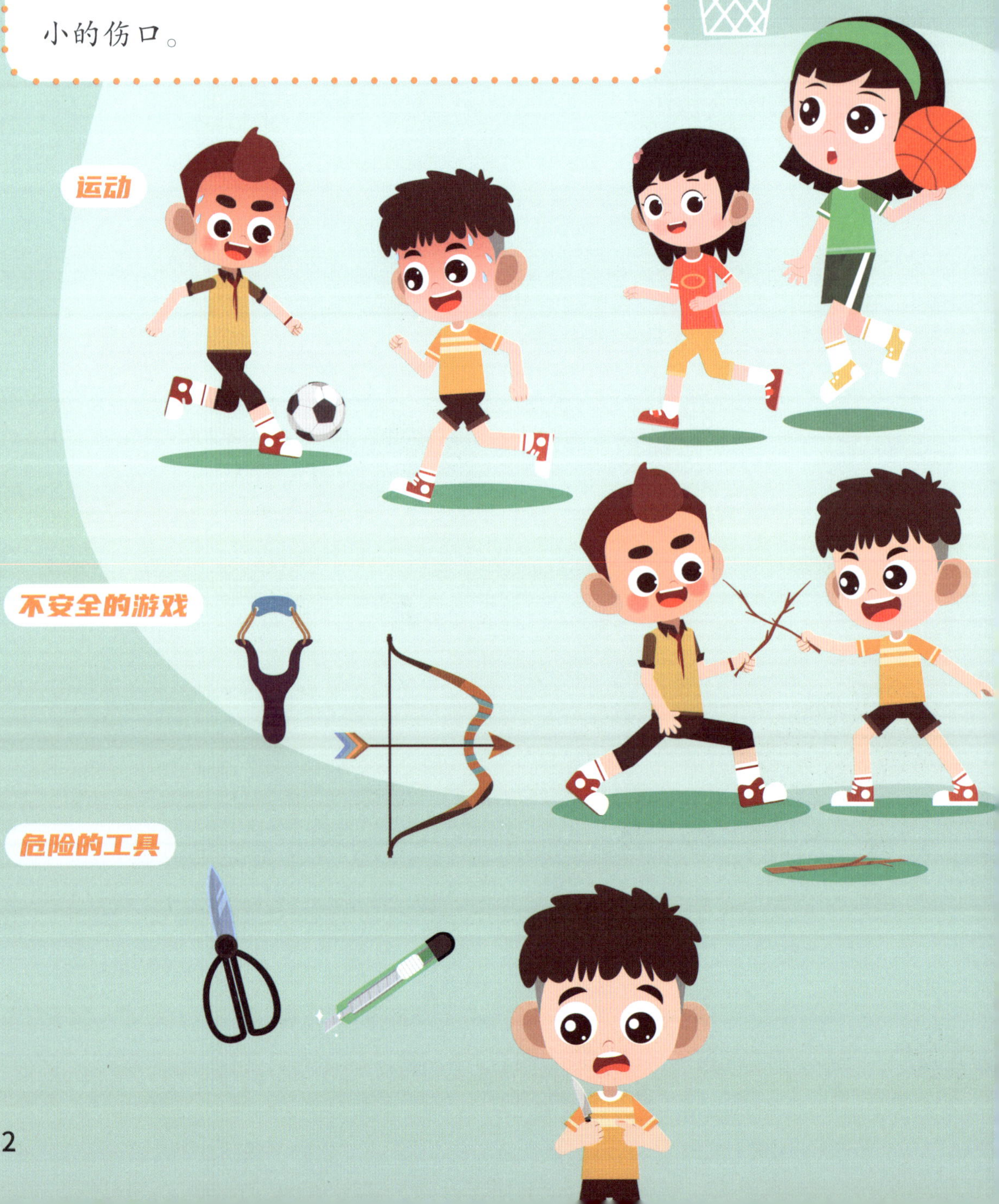

运动

不安全的游戏

危险的工具

皮肤的组成

皮肤是人体最大的器官，包裹在身体表面，直接与外界接触。

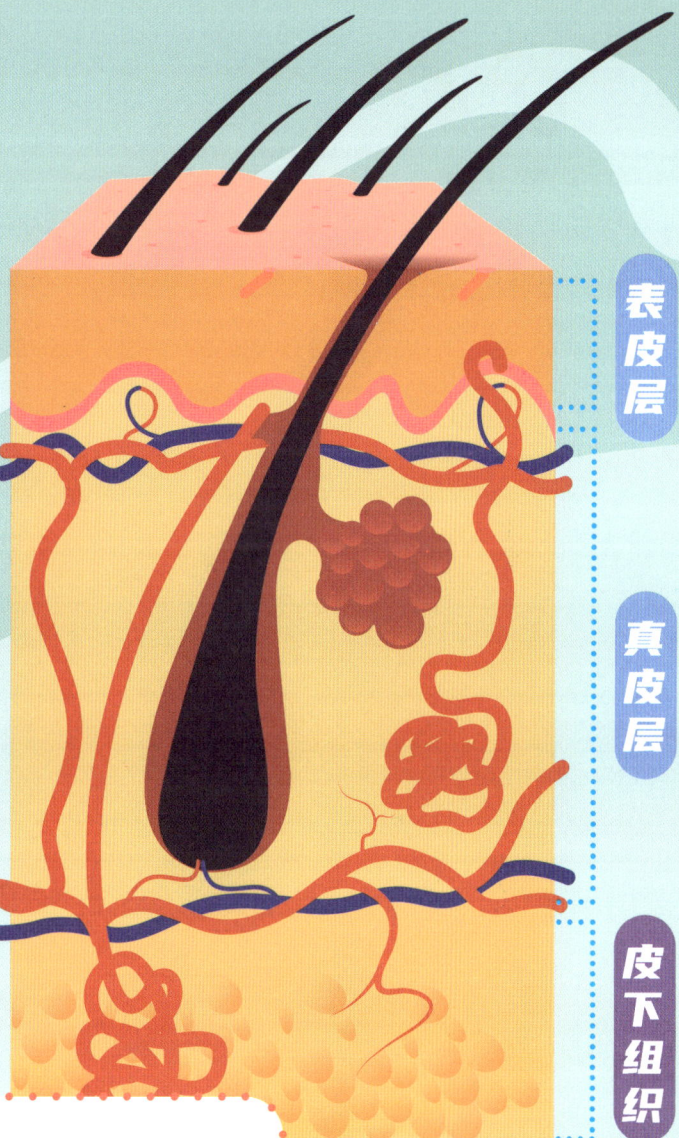

表皮层

真皮层

皮下组织

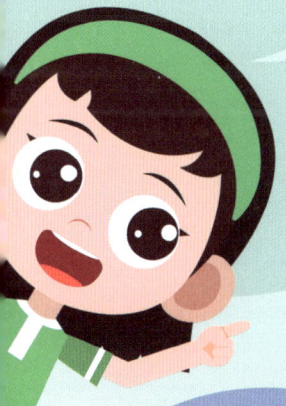

皮肤可分为**表皮层**和**真皮层**

表皮层

表皮层位于皮肤表面，由外至内依次为角质层、透明层、颗粒层、棘细胞层和基底层。角质层主要由多层角化上皮细胞构成，具有防止组织液外流、抗摩擦和防感染等功能。虽然角质层会不断脱落，但基底层细胞会不断增生，并向外移行，补充不断脱落的角质层。

真皮层

真皮层有丰富的毛细血管、淋巴管、神经末梢等感受器。

皮肤伤口的类型

皮肤伤口的类型可以按照致伤原因进行简单划分,也可以根据伤口深度进行划分。

按致伤原因分类

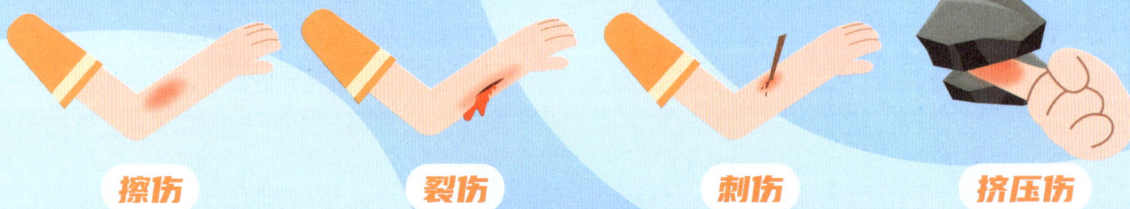

擦伤　　　裂伤　　　刺伤　　　挤压伤

按伤口深度分类

非全层皮肤损伤
伤口深度主要在表皮层,可达部分真皮层。

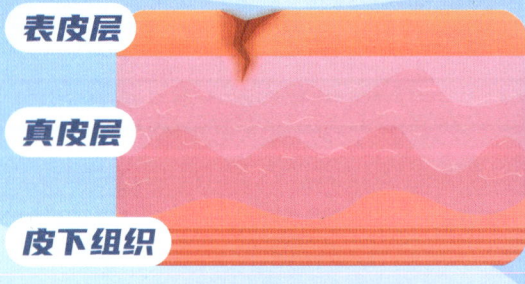

全层皮肤损伤
伤口深度达真皮层全层甚至达到皮下组织。

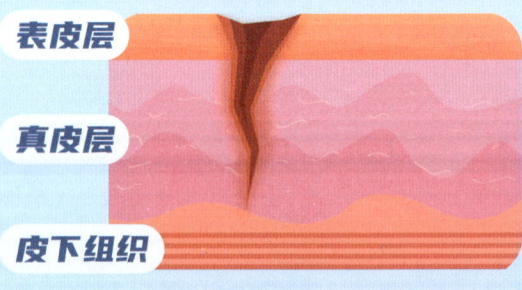

深层组织损伤
伤口深度达皮肤全层外,还达到深部各层组织。

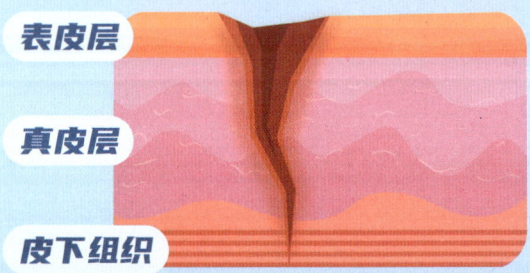

1 皮肤伤口的处理

 **皮肤受伤的危害**

如果皮肤发生破损，就可能出现出血、疼痛，导致活动受限，后期还可能发生感染和留下疤痕的情况。

皮肤的作用

皮肤具有保护、排泄、体温调节和感受外界刺激等作用，它是我们接触外界的第一道屏障，就像一副铠甲，包裹着我们整个身体，同时也保护着我们。

出血

皮肤破损后，可能会出现不同程度的出血，如果破损较大或出血量较多，可能会引起休克等问题。

疼痛

皮肤破损后，可能会引起疼痛，尤其是当破损处受到刺激时。

活动受限

如果皮肤破损较严重，可能会导致受伤部位的活动受限，影响日常活动、学习和工作。

感染

皮肤破损后，细菌、病毒和真菌等微生物容易侵入破损部位，导致感染，甚至可能引起严重的感染性疾病。

留下疤痕

如果伤口较深，达到真皮层或以下，恢复后可能会留下疤痕，影响美观。

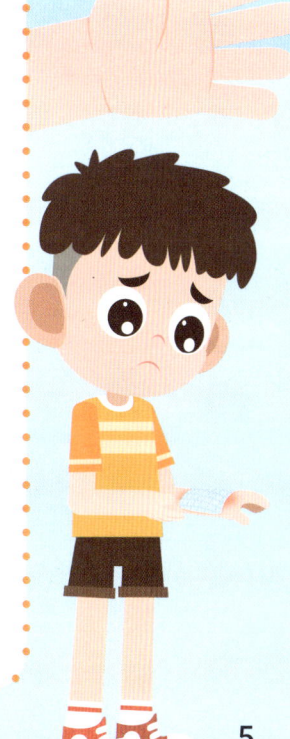

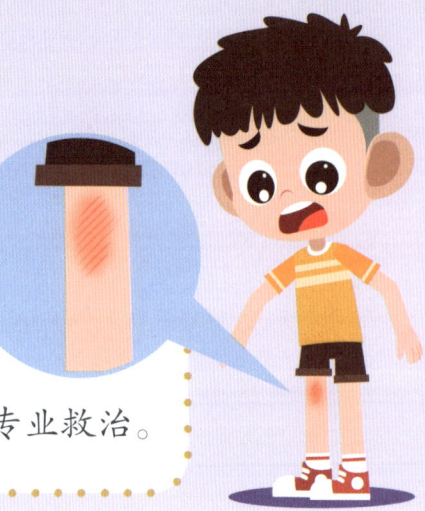

处理原则

快速止血、避免感染、减轻疼痛、专业救治。

处理方法

清洁伤口、消毒

用温水和无菌纱布清洁伤口，轻轻擦拭除去污垢和血液。使用碘伏或者医用酒精对伤口及四周进行消毒。

如果伤口出血量大，可跳过此步骤，优先进行止血包扎。

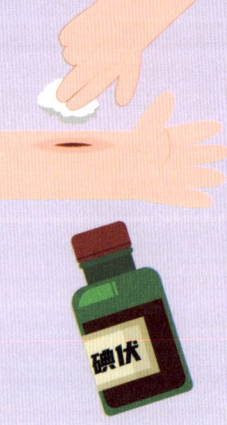

止血包扎

如果伤口有出血，应立即使用纱布、棉球或干净的毛巾，对伤口进行直接按压，有条件者可使用绷带缠绕受伤部位进行加压包扎。抬高受伤部位可适当减少出血。如果伤口停止出血或出血量较少，可在伤口处覆盖干净的纱布，以避免外界感染。

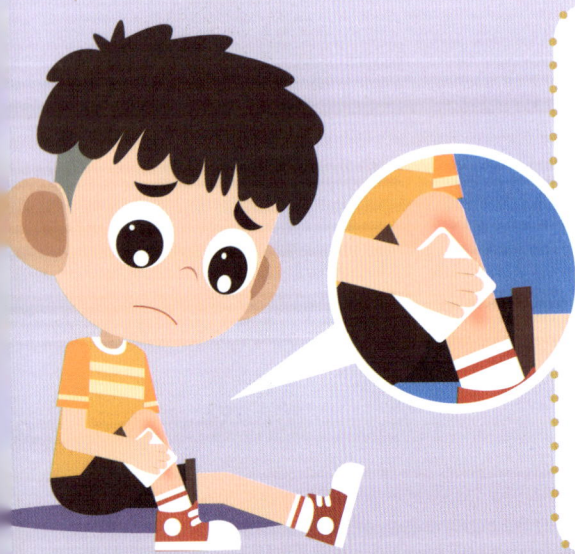

1 皮肤伤口的处理

观察伤口

定期检查伤口的情况，注意是否有感染迹象，如红肿、疼痛、渗出较多液体等。

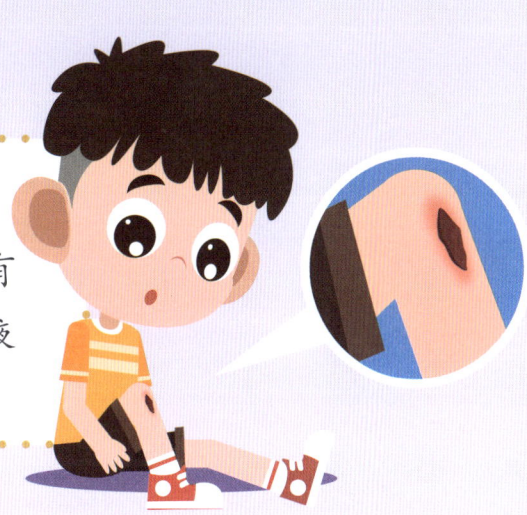

必要时就医

如果伤口较大或伴随严重出血、疼痛、感染等症状，已经超出自己能够处理的范围，应该及时就医。

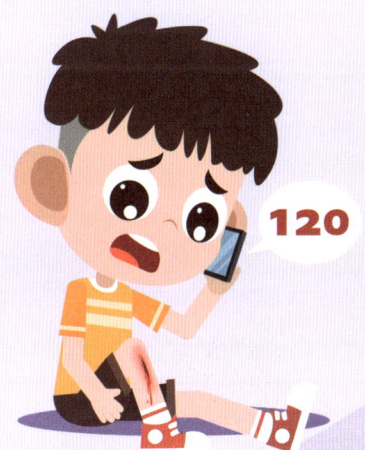

小贴士

在伤口恢复的过程中，会出现结痂现象，如果伤口过深，还会出现局部痒酥酥的感觉，这都是正常现象。在这个阶段，要避免摩擦或扯动伤口，保持休息和放松状态。

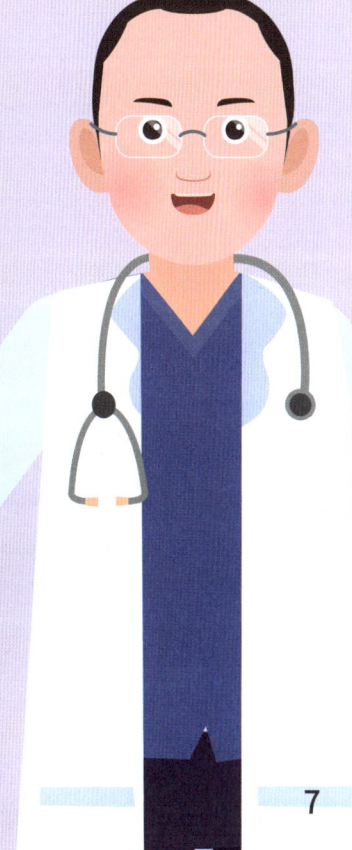

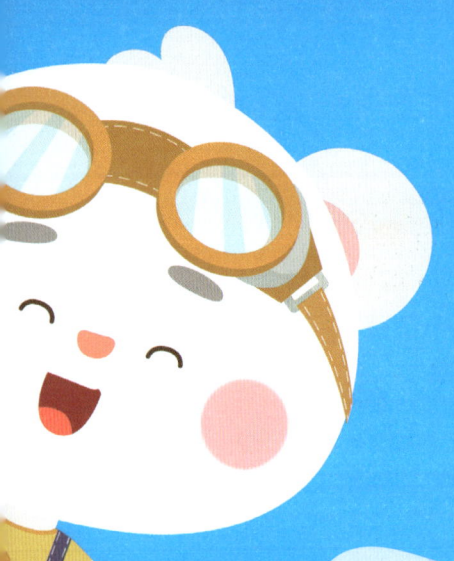

2 外伤后如何预防破伤风

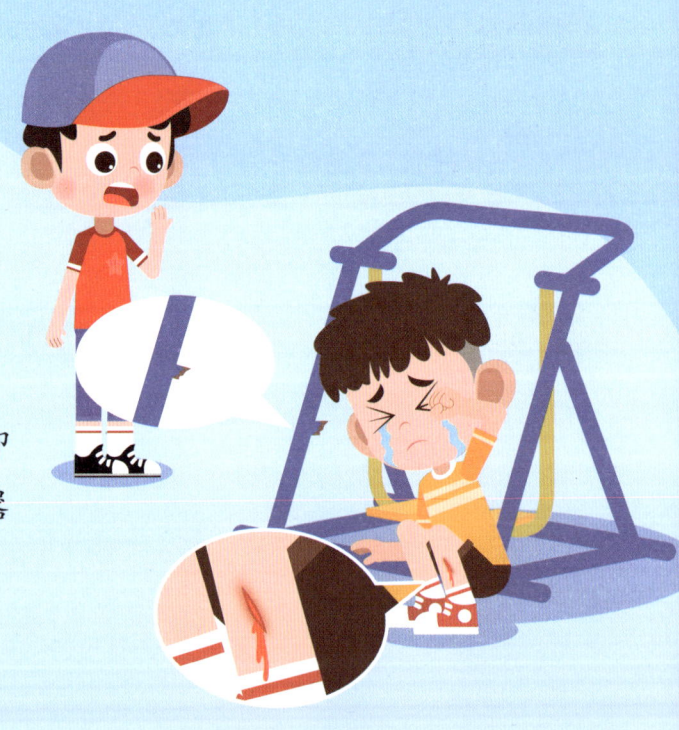

周末到了，小森约小峰一起到公园玩耍，公园里有很多健身器材，他们各自选了一种。

小峰很高兴，但是小森却哭了，因为小森的腿被健身器材上的铁片划出了一个大口子。

"哎哟，好疼呀！"小森憋着眼泪说。

"快去医院打破伤风针！"小峰说道。

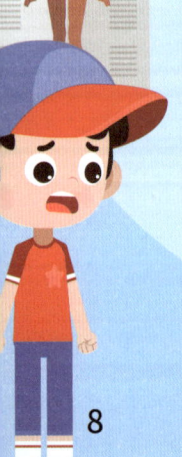

2 外伤后如何预防破伤风

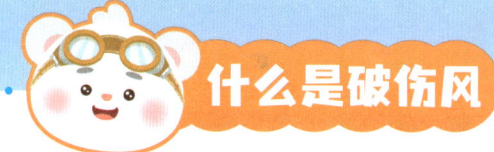

什么是破伤风

破伤风是由破伤风梭菌侵入人体伤口，并在伤口内繁殖和产生外毒素所引起的一种急性特异性感染。破伤风梭菌是一种厌氧菌，主要存在于自然环境中，如土壤、粪便、铁锈等。

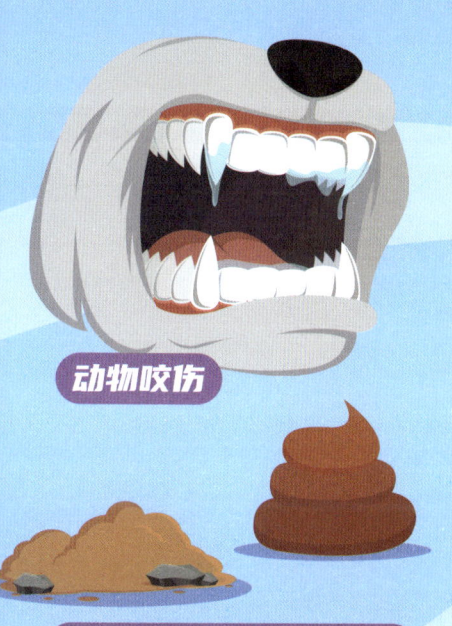

动物咬伤

泥土、粪便等污染伤口

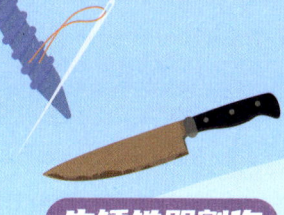

铁钉或钢针造成的深度刺伤

生锈铁器割伤

异物在体内残留

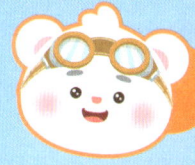

患病的原因

有伤口

破伤风梭菌及其外毒素不能侵入正常的皮肤和黏膜，故破伤风多发生在各种创伤后。

缺氧环境

破伤风梭菌在一般的浅层伤口中不易生长，其感染的重要条件是局部形成"厌氧环境"，如伤口较深或伤口被不透气物体覆盖。

产生外毒素

破伤风梭菌产生的痉挛毒素作用于人体神经系统，从而产生肌肉痉挛的相关症状。

破伤风的危害

感染破伤风梭菌后会有一段时间的潜伏期,潜伏期内不会出现破伤风的特异性症状,容易让人麻痹大意。潜伏期为3～21天,多数在10天左右。一般潜伏期越短,发病时病情越严重。

随着时间推移,患者会出现乏力、头晕、头痛、牙关紧闭、张口困难、苦笑面容、全身肌肉僵硬,甚至难以自主动作等表现,重度患者出现窒息和呼吸衰竭,最终死亡。

出现破伤风特异性症状时,患者伤口几乎无明显感染迹象,有些甚至已经愈合。

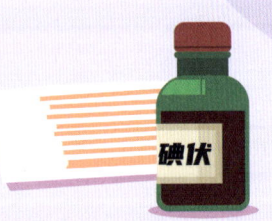
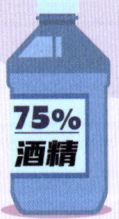

处理原则

彻底清创、消毒杀菌、免疫预防。

救助方法

彻底清创

用清水和肥皂清洁伤口,去除可能存在的污垢和细菌,尽可能减少破伤风梭菌感染的机会。

消毒杀菌

到达医院后,使用双氧水清洗伤口,消毒灭菌,并且使用特殊的抗生素杀菌治疗。

免疫预防

注射破伤风抗毒素和破伤风疫苗。

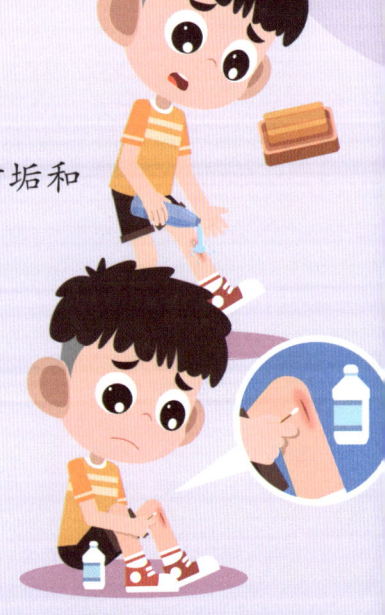

外伤后预防破伤风的建议

破伤风主动免疫史	最后一剂接种至今时间	伤口性质	（破伤风）主动免疫制剂	（破伤风）被动免疫制剂
非全程免疫或免疫史不详	—	所有类型伤口	全程免疫	否
全程免疫	<5年	所有类型伤口	无需	否
全程免疫	≥5年且<10年	清洁伤口	无需	否
全程免疫	≥5年且<10年	不洁或污染伤口	加强1剂	否
全程免疫	≥10年	所有类型伤口	加强1剂	否

错误的说法

"伤口不大,不会感染破伤风梭菌。"

事实上,钉刺伤、竹签刺伤之类的伤口,虽皮肤破损较小,但伤口较深,更容易感染破伤风梭菌。

"打过破伤风疫苗后不会得破伤风。"

事实上,破伤风疫苗接种后产生的抗体仅在一定时间内有效,时间越长抗体浓度越低。超过免疫期后,依旧有患破伤风的风险。

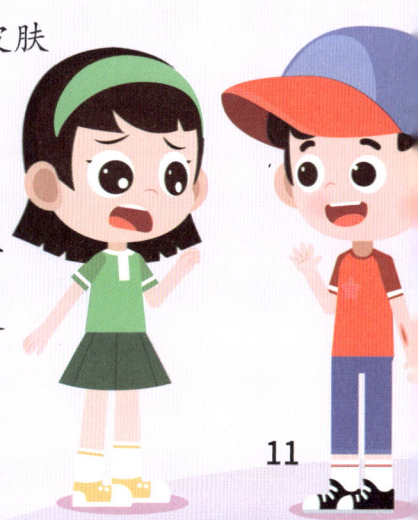

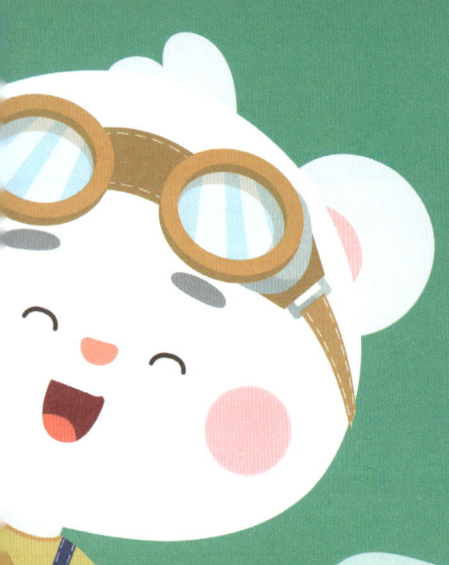

3 烧烫伤的处理

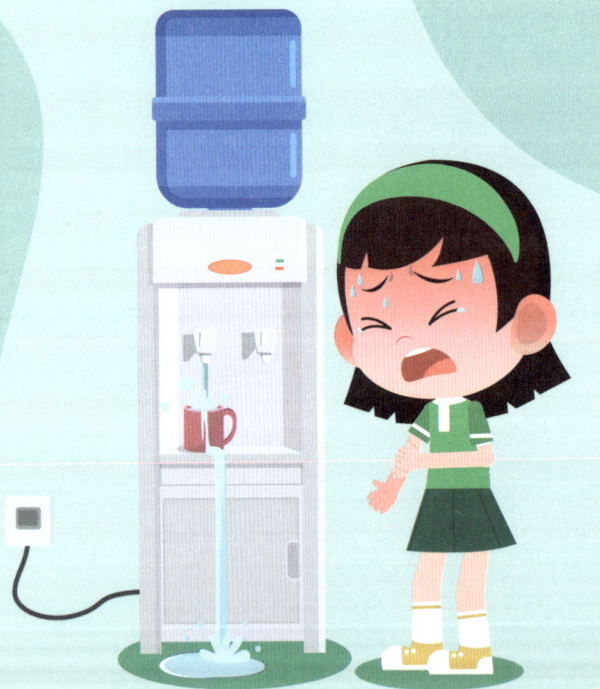

周末,小森、小雪想帮爸爸妈妈做点力所能及的事情,让他们不那么辛苦。

"帮爸爸接杯热水吧。"小雪这样想着。
"帮妈妈端一下汤锅吧。"小森这样想着。
"啊!好烫!"

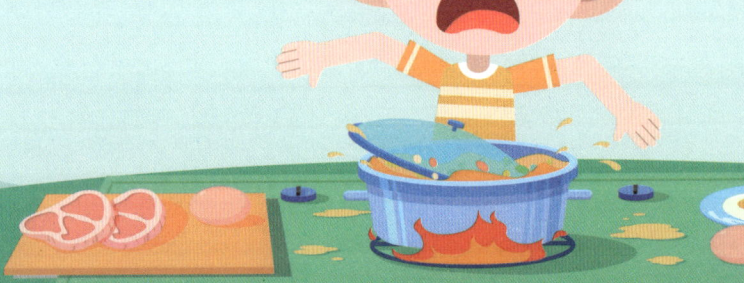

3 烧烫伤的处理

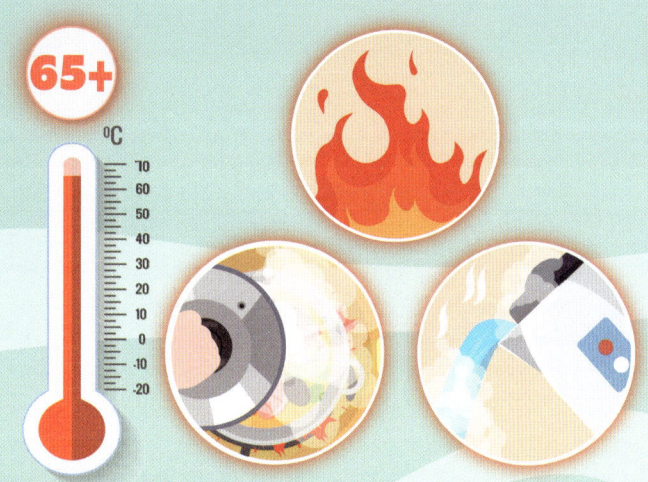

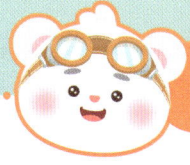 **烧烫伤的原因**

烧烫伤是指皮肤或其他组织因接触高温物质而引起的伤害。烧伤是由火焰直接接触皮肤造成的伤害，烫伤则是由高温物体、液体或蒸汽接触皮肤造成的伤害。

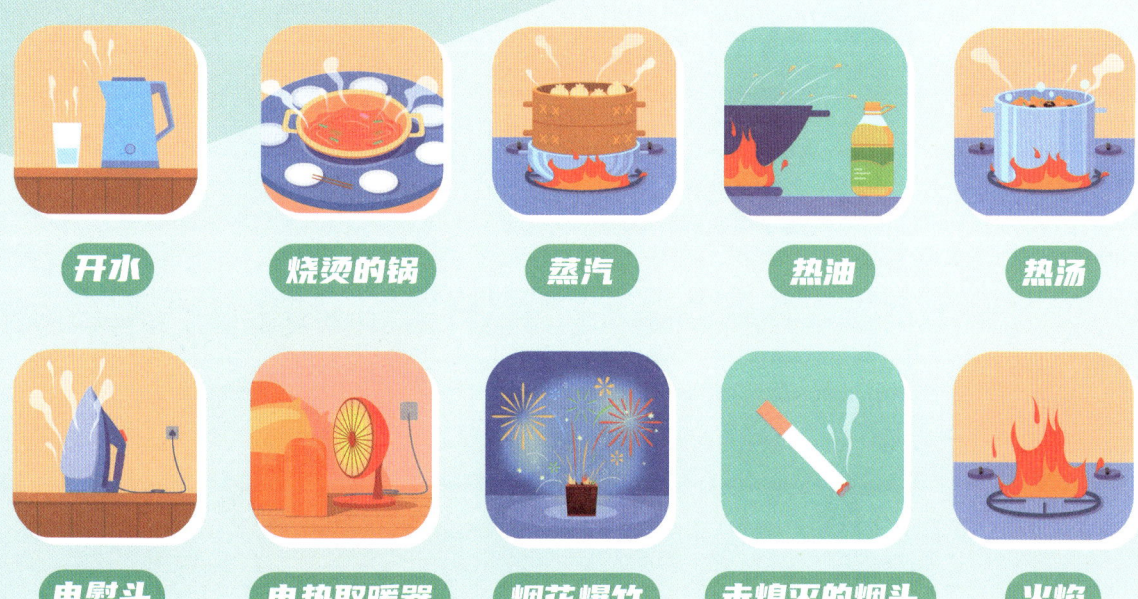

开水　　烧烫的锅　　蒸汽　　热油　　热汤

电熨斗　　电热取暖器　　烟花爆竹　　未熄灭的烟头　　火焰

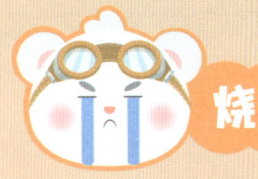 **烧烫伤的危害**

烧烫伤的严重程度取决于组织受伤范围和深度，局部变化一般可分为3个等级。

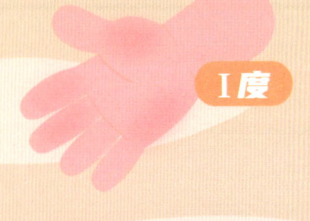
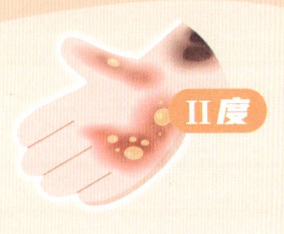

- Ⅰ度烧烫伤的皮肤发红、疼痛、有渗出液或水肿，轻压受伤部位时，局部变白，但没有水疱。
- Ⅱ度烧烫伤的皮肤上出现水疱，水疱底部呈红色或白色。创面皮肤触痛敏感，伤较重时反而会出现痛觉迟钝。
- Ⅲ度烧烫伤伤及皮肤全层，甚至可深达皮下组织、肌肉、骨等。皮肤坏死、脱水后可形成焦痂，创面无水疱，蜡黄或焦黄，甚至已碳化。

 **处理原则**

远离热源、紧急降温、医疗救治。

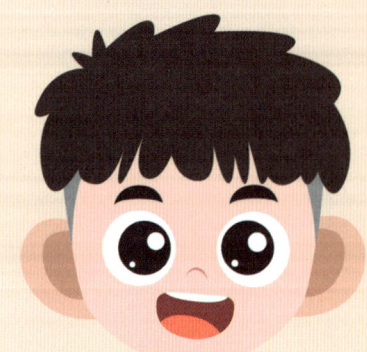
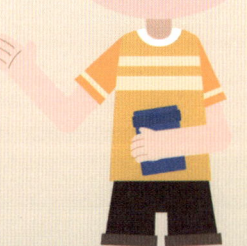

3 烧烫伤的处理

自救方法

用清水冲洗创面

尽快用大量冷水冲洗创面30分钟，但不能用很大的水流直接冲击创面，也不能用手搓洗，让水流过创面即可。

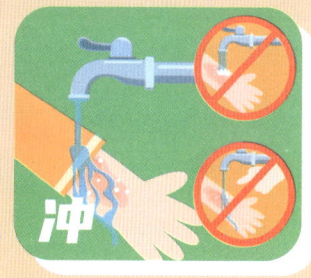

脱去创面衣物

小心地脱去创面衣物，如果创面与衣物粘连，请小心地用剪刀剪开衣物，如果皮肤已起水疱，应避免把水疱弄破。

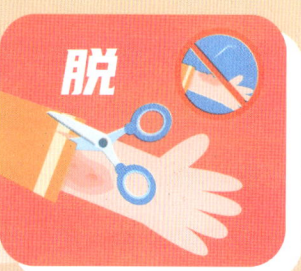

冷水浸泡创面

将创面持续放在冷水中浸泡，可减轻疼痛。

纱布覆盖创面

涂抹烧烫伤医用药膏，小心、轻柔地盖上纱布，防止创面感染。

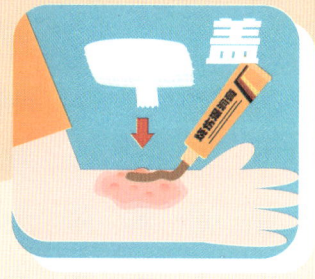

尽快就医

第一时间拨打120急救电话。

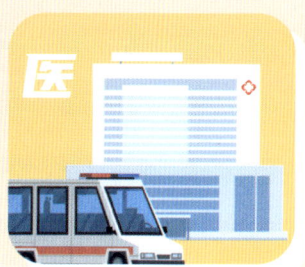

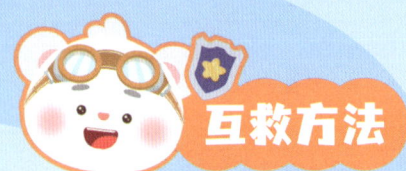

互救方法

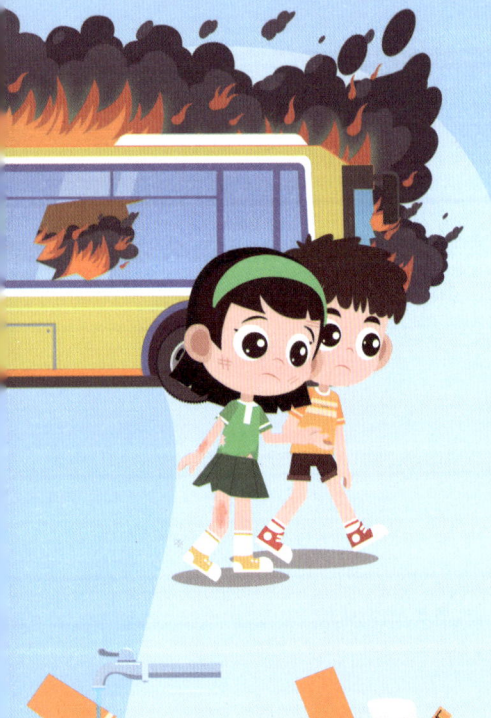

帮助伤者脱离险境

帮助伤者脱离热源或危险环境，移动到安全且通风的地方。

正确处置创面

帮助伤者正确处置创面，过程中应注意手部不要直接接触创面，不要弄破水疱。（具体操作参见自救方法）

拨打急救电话

如果发生Ⅲ度烧烫伤，无法进行处理，应第一时间拨打急救电话，保护伤者及现场，等待救援人员到达。

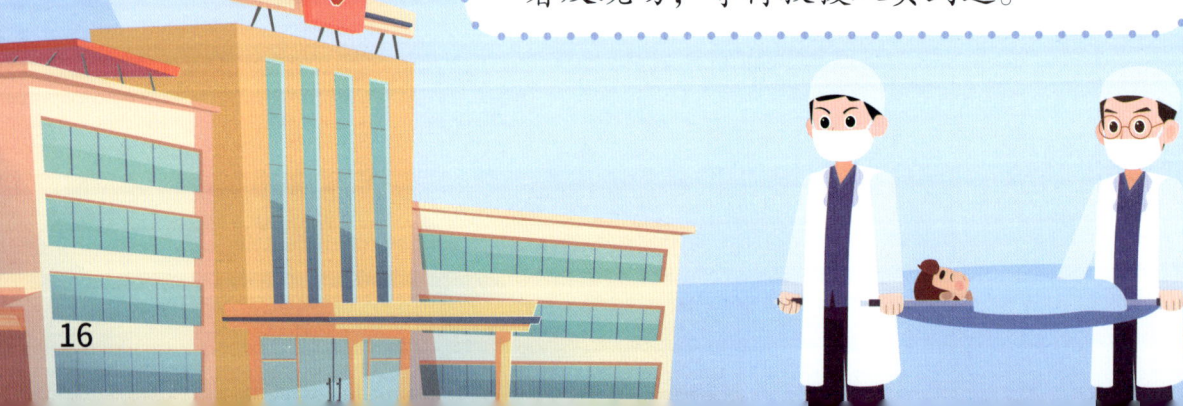

3 烧烫伤的处理

错误的方法

冰敷

冰敷虽然能为创面降温,但因为温度太低,会对创面造成二次伤害。

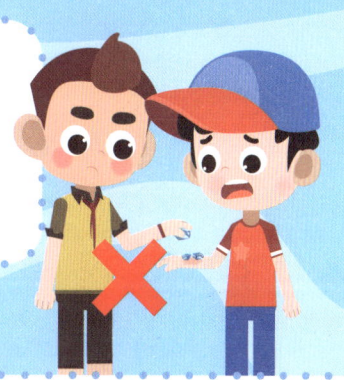

盐水冲洗创面

有些人学习医生用生理盐水清理伤口,于是自制盐水冲洗创面,但由于配比不正确,反而会因盐水浓度太高导致创面组织失去活力。

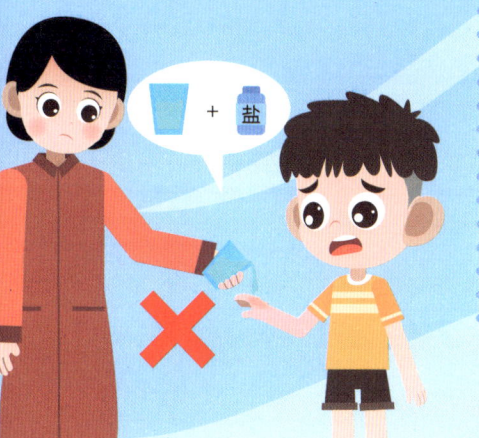

土方法治疗

一些老人常会使用"牙膏""蛋清""香油"等物体涂抹烧烫伤创面,这不仅不利于创面恢复,还容易造成继发感染。

青少年急救知识：意外伤害的应对

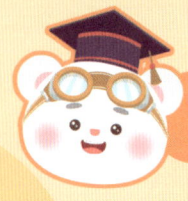

预防烧烫伤的建议

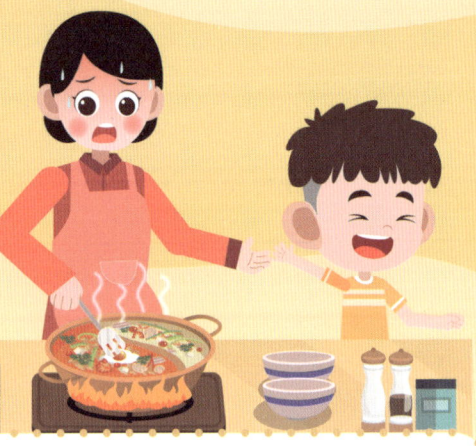

与热源保持安全距离，避免被高温物质烧伤、烫伤、灼伤。

正确使用高温用品，如电热取暖器、电熨斗等。

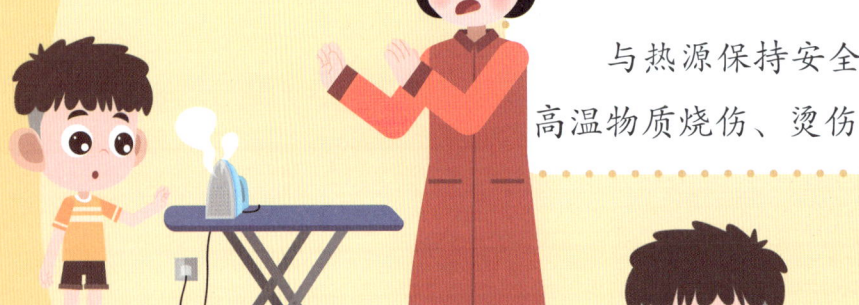

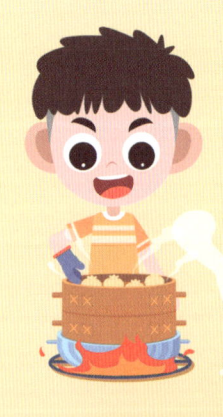

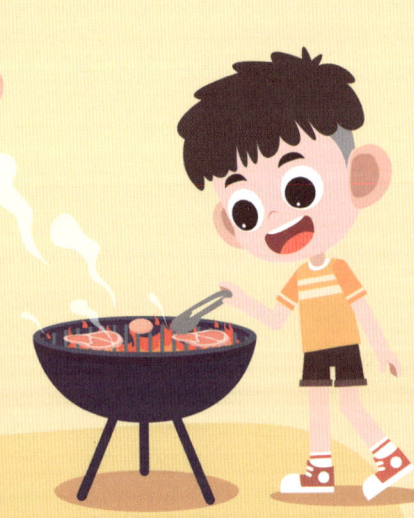

在使用暖宝宝、暖水袋一类物品时，注意使用时间与使用安全，避免出现"低温烫伤"现象。

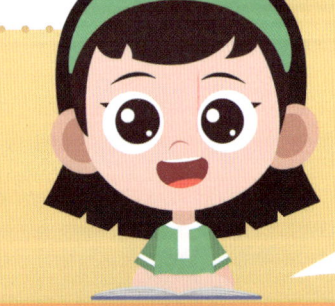

3 烧烫伤的处理

低温烫伤是指身体长时间接触高于45℃的低热物体所引起的慢性烫伤,比如婴幼儿、老人、瘫痪患者或醉酒者,紧贴热水袋的皮肤就容易造成局部低温烫伤。

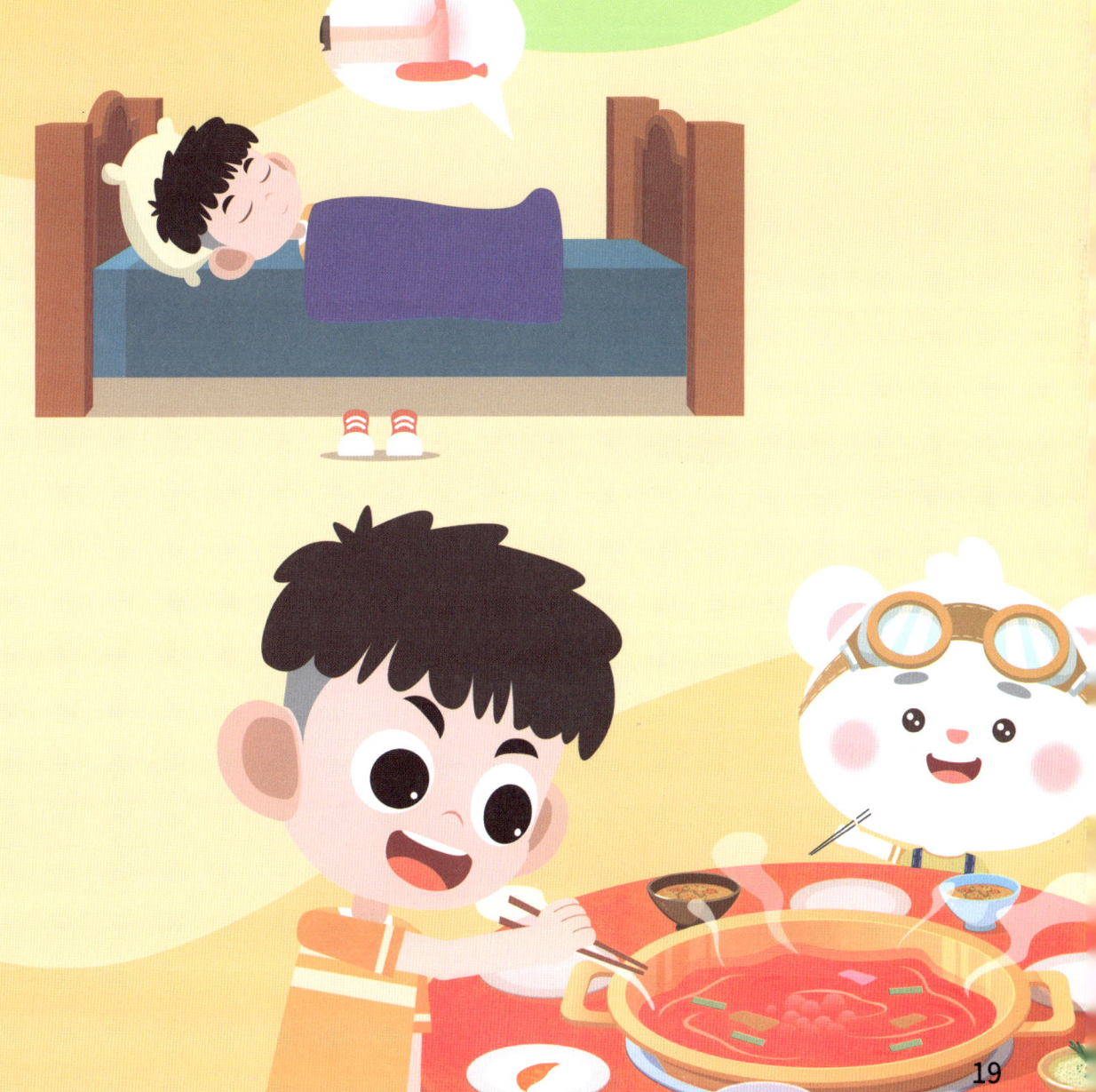

4 中暑的预防和处理

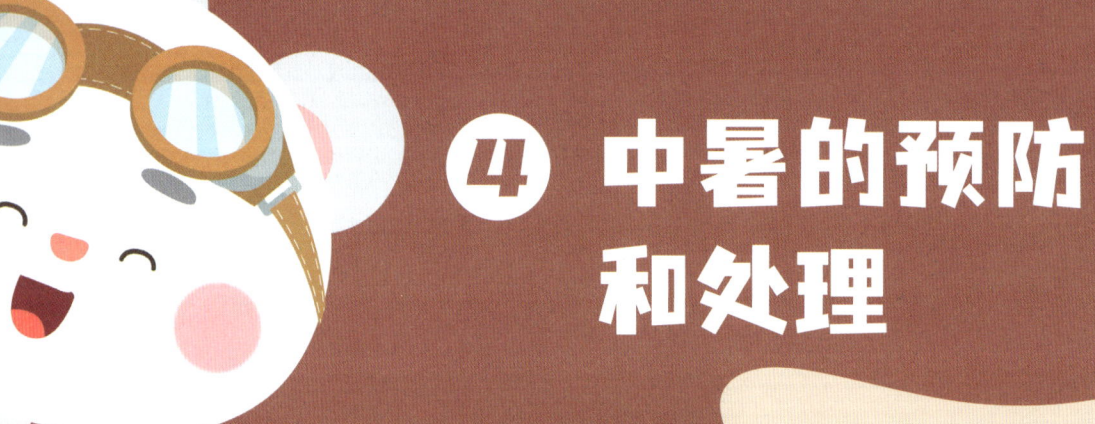

学校举办夏季运动会，小森报名参加长跑比赛，此时正在跑道上做准备活动。

小雪看着火辣辣的太阳，非常担心小森会中暑。

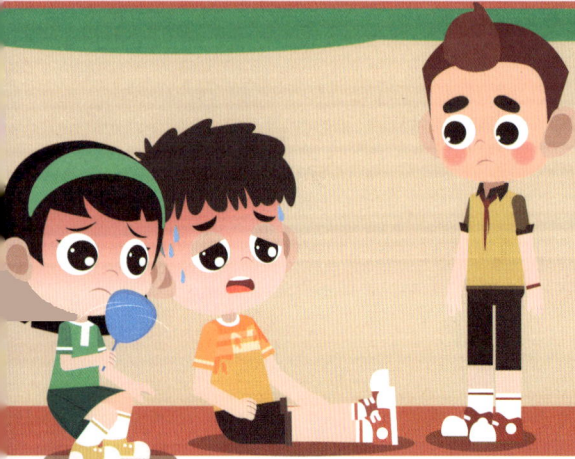

一声枪响过后，小森飞快地冲了出去，可是渐渐地，他开始感到口渴和头晕，跑步的速度也越来越慢，直到终于支撑不住，双腿一软，坐在地上。

"小森！"小雪焦急地冲向小森。

4 中暑的预防和处理

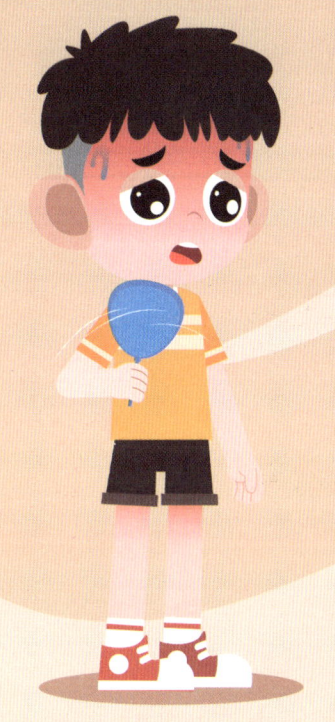

什么是中暑

中暑是指人体在高温、高湿的环境下，由于排汗和散热功能失调，身体的体温调节功能出现障碍，导致体内的水、电解质失去平衡及神经系统功能损害，出现头痛、头晕、口渴、恶心、呕吐、皮肤干热等症状，严重时可能导致昏迷、抽搐、脑损伤或死亡。

中暑的原因

中暑易发因素包括：

（1）环境温度、湿度过高；

（2）人体产热增加，如过度运动、劳动等；

（3）散热障碍，如过度肥胖、排汗功能异常或穿透气不良的衣物等。

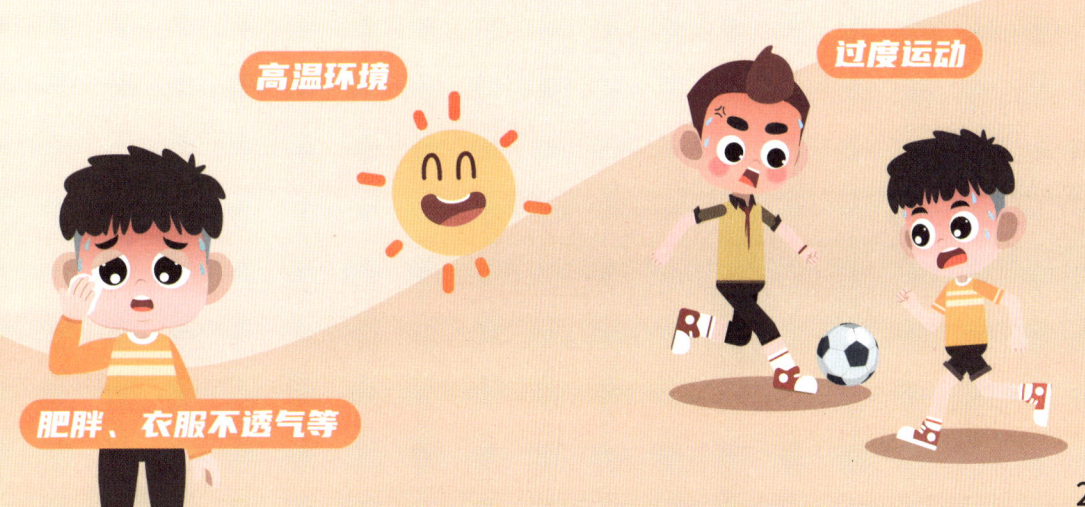

青少年急救知识：意外伤害的应对

中暑的危害

根据症状及其严重程度，可将中暑分为先兆中暑、轻症中暑和重症中暑。

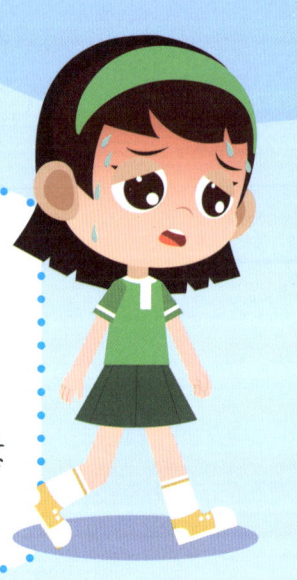
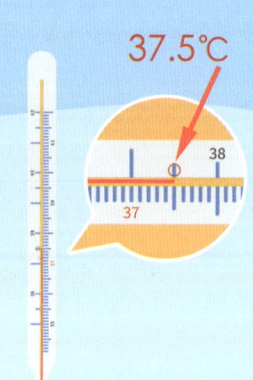

先兆中暑

体温微微偏高，不超过 37.5℃，但出现轻微头晕、视物模糊、胸闷、心慌、口渴、四肢轻微无力、注意力难以集中等症状。

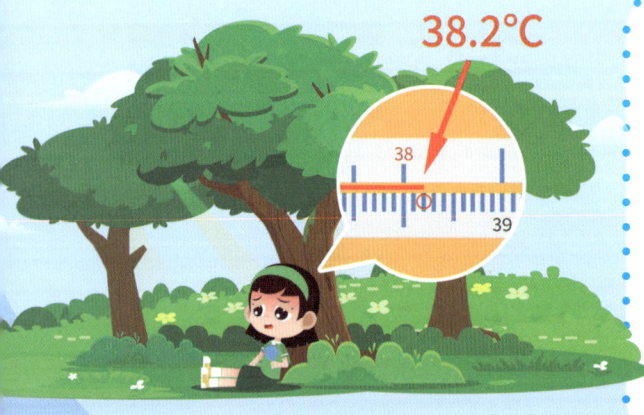

轻症中暑

体温超过 38℃，出现面色潮红或苍白、呕吐、气短、皮肤发烫、心率增快、四肢无力、出汗量变少、对他人行为反应迟钝或无反应等症状。

重症中暑

体温继续升高，出现肌肉痉挛、四肢湿冷、血压下降、脉搏增快、排尿减少等症状，甚至出现神志不清、昏迷，危及生命。

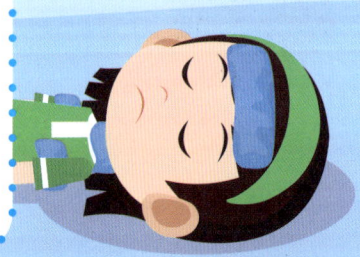

应对原则

不在高温下剧烈活动；运动间隙在阴凉通风处休息、降温；及时补充水分和电解质。

自救方法

及时发现

当感觉出现轻微头晕、胸闷症状时，应立刻停止活动，寻找阴凉通风处休息。

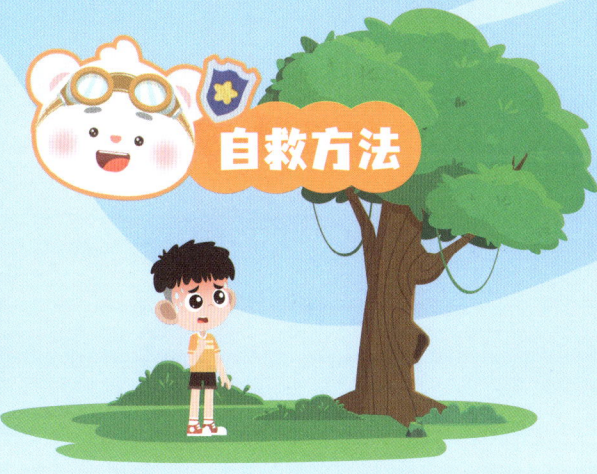

降低体温

脱去多余衣物，使用湿毛巾擦身体或敷额头，使用扇子等工具进行降温处理。

补充水分和电解质

饮用糖盐水或运动饮料，补充水分和电解质。

拨打急救电话

若经过上述处理后，症状并未缓解，甚至加重，应尽快拨打急救电话，告知具体地点。在阴凉通风处继续降温、补液，等待专业医护人员救援。

互救方法

脱离高温环境

如果发现他人有中暑症状，应立刻搀扶患者，将其移动到阴凉通风的地方。

为患者降温

解开患者衣物散热，使用湿毛巾、冰袋、扇子等工具，重点对患者的额头、腋下、腹股沟降温。注意，冰袋不要与身体直接接触。

补充水分和电解质

给患者饮用糖盐水或运动饮料，注意小口慢喂，观察患者吞咽情况，如果患者已经出现昏迷，禁止喂任何液体。

尽快送医

第一时间拨打120急救电话送医，并联系患者家人。

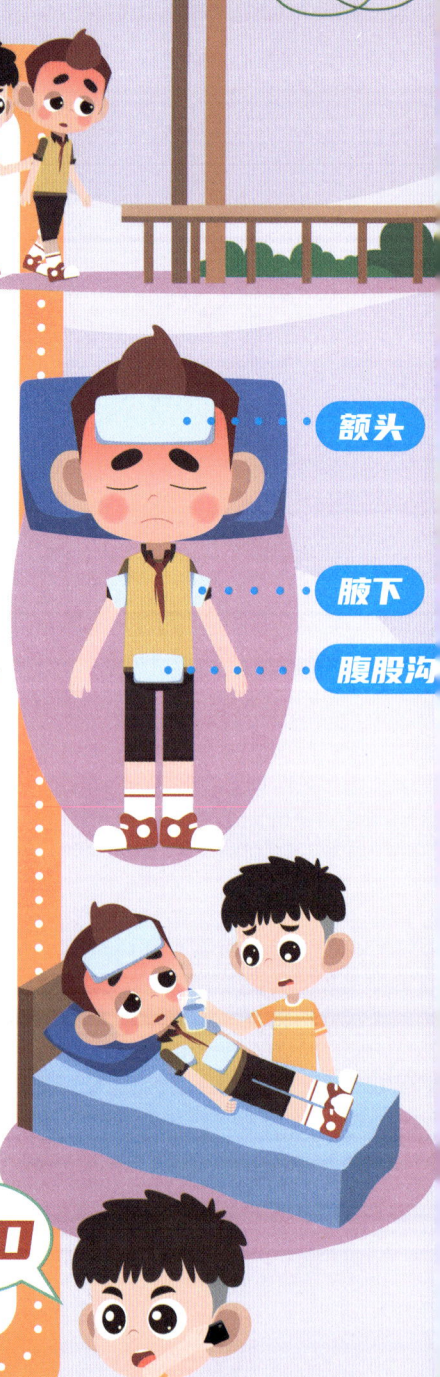

4 中暑的预防和处理

错误的方法

冰块直接降温

直接将冰块置于人体表面,接触面因温度过低,反而会导致血管收缩而无法顺利散热,大量的冰块还容易将局部组织冻伤。

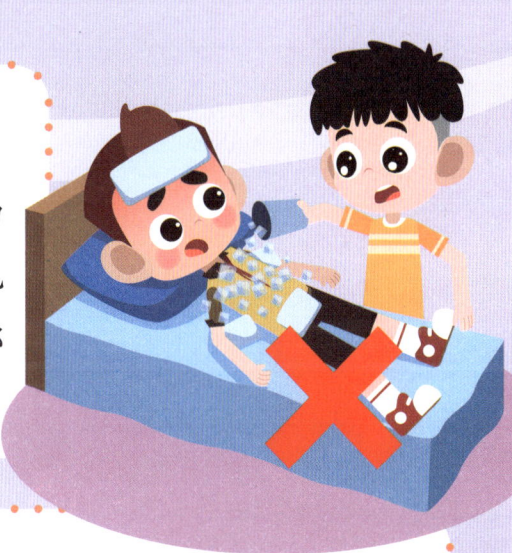

吃退热药

中暑导致的发热,是机体产热与散热不平衡所导致的,吃退热药会因减少散热而进一步加重病情。

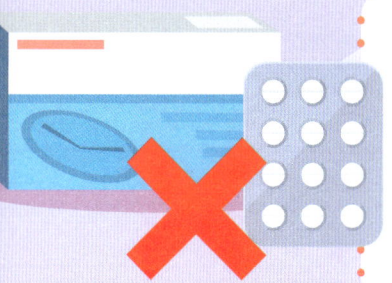

小贴士

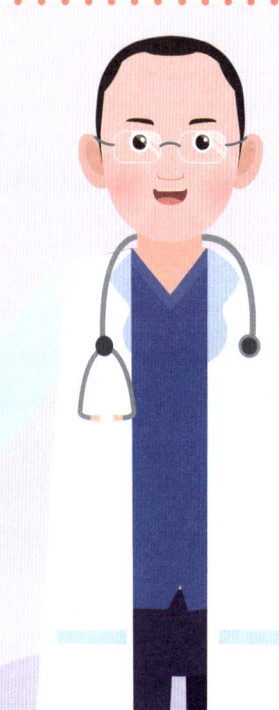

- 尽量不在高温、湿热的环境下活动。
- 做好物理防晒,如穿浅色衣物、使用遮阳伞等。
- 如果一定要在高温、湿热的环境下活动,注意活动时间、保证饮水、穿快速排汗的运动服,时刻关注自身状态。

5 晒伤的处理

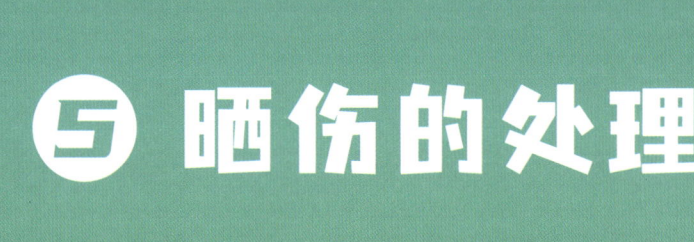

夏天的海边总是让人向往,小森和小雪一看见大海,就开心地玩耍起来。

"先抹上防晒霜,别晒伤了!"妈妈在后面喊道。

"不会的!"小森和小雪丝毫不在意。

傍晚,小森、小雪回到房间,来到妈妈面前。"糟了,我的胳膊和腿都晒得红彤彤的,还有点刺痛。"小雪眼泪汪汪地说道。

"我也是。"小森无助地看着自己的双手。

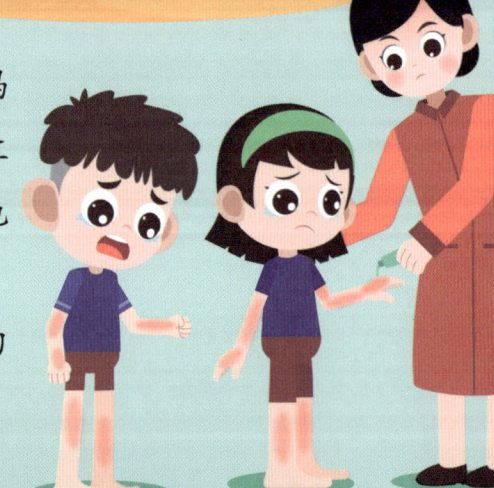

5 晒伤的处理

什么是晒伤

晒伤是过量紫外线照射皮肤导致的皮肤损伤，表现为红斑、肿胀、水疱、脱屑及色素沉着等，通常还伴有疼痛或瘙痒。

晒伤的原因

日晒

皮肤暴露于紫外线下而造成损伤。

出汗

出汗会增加皮肤对紫外线的敏感性，让皮肤更容易被晒伤。

药物、食物

服用、食用某些特定的药物或食物，会显著增加晒伤的风险。

晒伤的危害

晒伤会给人体皮肤造成严重的后果，出现皮肤红斑、肿胀等，严重时还可能会出现水疱或大疱，甚至引发感染，危及生命。

晒伤一般可分为一度晒伤和二度晒伤。

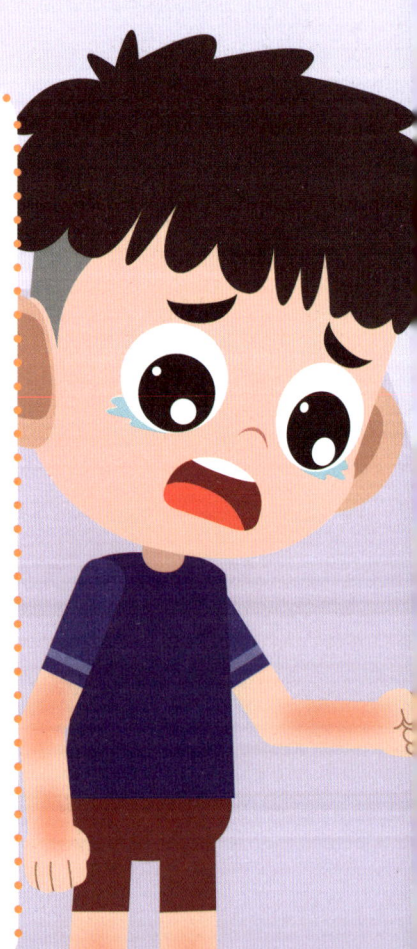

一度晒伤

皮肤被过量紫外线照射3～5小时后，出现红斑、肿胀，并伴有灼热及痛痒感，局部皮肤对热及按压刺激敏感性增加。日晒红斑表现为肉眼可见且边界清晰的淡红色、鲜红色或深红色斑疹。

红斑分为即时性红斑和延迟性红斑。即时性红斑指于照射时或照射后即刻出现的微弱红斑反应，数小时内消退。延迟性红斑指在照射4～6小时后出现的红斑反应，并且症状逐渐增强，12～24小时后达到高峰，3～7天后红斑及灼热感逐渐消退，然后皮肤可出现脱屑及色素沉着。

5 晒伤的处理

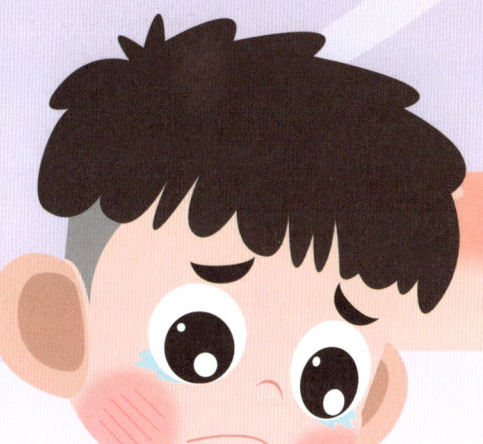

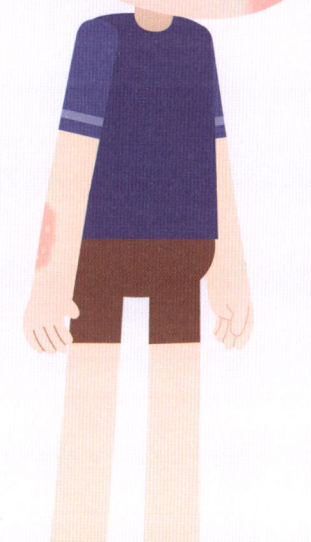

二度晒伤

较严重的晒伤除了红肿症状，还可出现皮肤水疱、大疱，伴有剧烈灼痛感。这些症状会在7～10天内消退，遗留色素沉着，但不留疤痕。

严重晒伤的患者还可伴有全身症状，如头痛、发热、恶心、呕吐，甚至中暑及休克。严重晒伤症状通常不会即刻出现，而是发生在日晒后的12～24小时内。

处理原则

脱离暴晒环境、局部降温、镇痛抗炎、尽快就医。

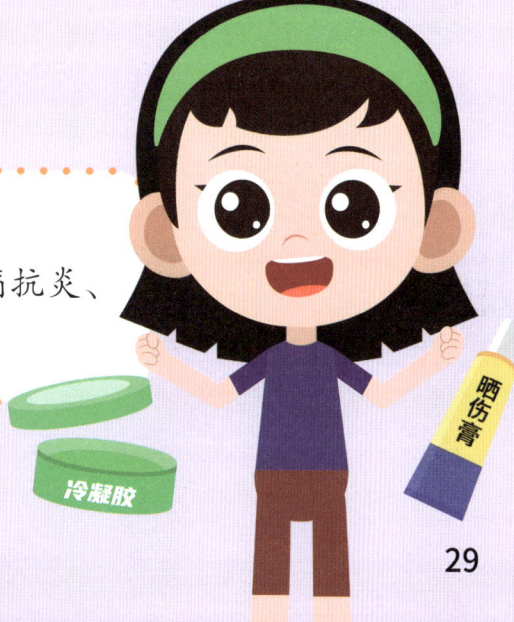

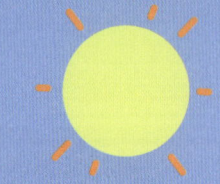

脱离暴晒环境

晒伤发作需要一定的时间，在被晒伤前期，往往没有明显症状。平时应尽量减少阳光暴晒的时间。晒伤发作后要避免再次暴露在阳光下。

局部降温

在晒伤部位进行冷敷或湿敷，可使用生理盐水、冷敷剂或冷凝胶等。

镇痛抗炎

晒伤后使用含有镇痛抗炎作用的药膏局部外敷。

尽快就医

当发现情况开始进一步恶化时，应尽快拨打急救电话，等待专业医护人员救援。

120

5 晒伤的处理

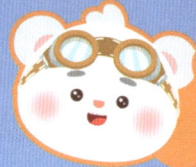

预防晒伤的建议

隔绝紫外线

使用防晒服、遮阳伞、帽子和墨镜等物品，直接隔绝紫外线。

涂抹防晒霜

在皮肤暴露的部位涂抹防晒霜，参照国内防晒霜执行标准 GB/T 29665，选择适合的防晒产品，防晒产品会标注 SPF 值和 PA "+" 作为防晒强度判断标准。

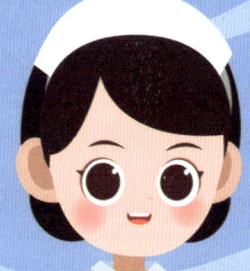

小贴士

注意：虽然 SPF 值越大、PA "+" 越多的产品防晒效果越好，但也会加重皮肤的负担，甚至还可能引起不良反应。同时，阳光能促进维生素 D 的生成，帮助钙的吸收，增强抵抗力，促进儿童健康发育，所以不建议儿童过量使用防晒霜。

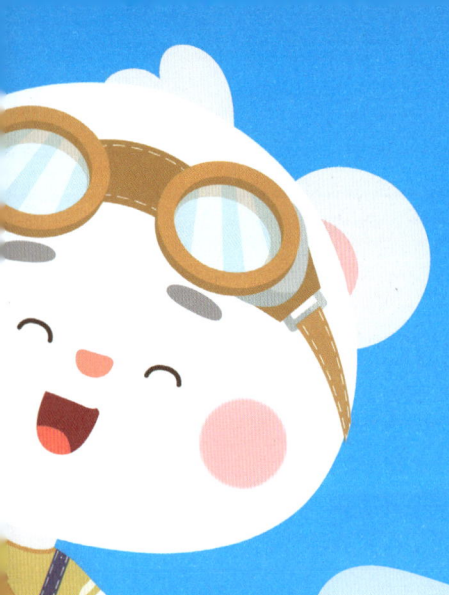

6 冻伤的处理

冬天到了,街道上银装素裹,好看极了。

小森和小雪加入了打雪仗的游戏中,玩得小手和小脸通红。

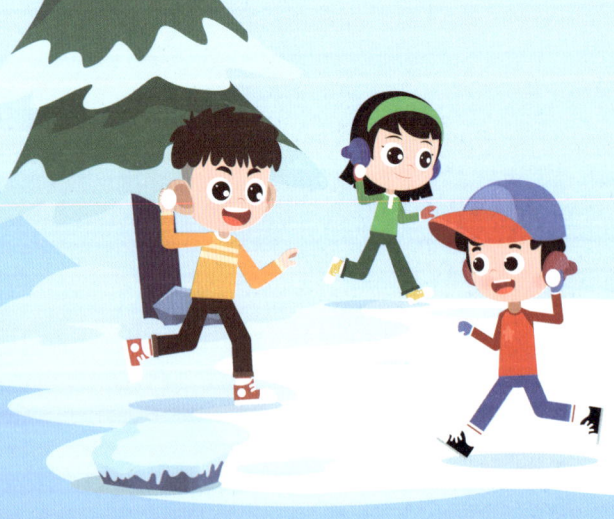

回家后,小森觉得耳朵痒痒的、痛痛的。

"怎么回事呢?"

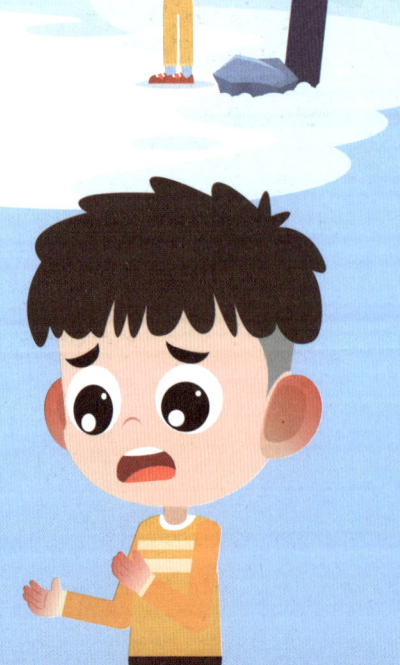

6 冻伤的处理

什么是冻伤

冻伤指在寒冷、潮湿或有风的地带活动时，人体长时间暴露在寒冷环境下引起的局部或全身温度下降而发生的损伤。轻微时可造成皮肤短时损伤，严重时可能造成局部组织坏死，甚至截肢。

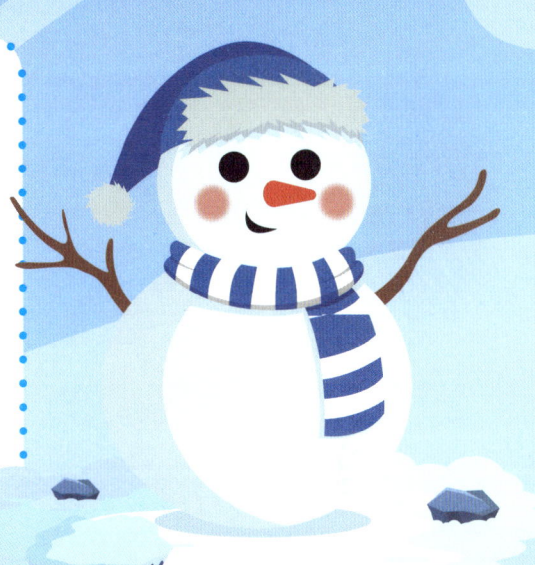

冻伤的原因

当人体长时间暴露在低温环境中，周围的温度会使皮下组织和肌肉血管收缩，减缓血液循环。另外，低温会影响组织的氧供应，导致组织缺氧和代谢产物积聚，引起细胞损伤和坏死。

在皮肤表面，皮肤温度过低，毛细血管收缩，血流量减少，会导致皮肤脱水、变硬和变薄，损伤皮肤细胞和组织。这些因素共同导致冻伤的发生。

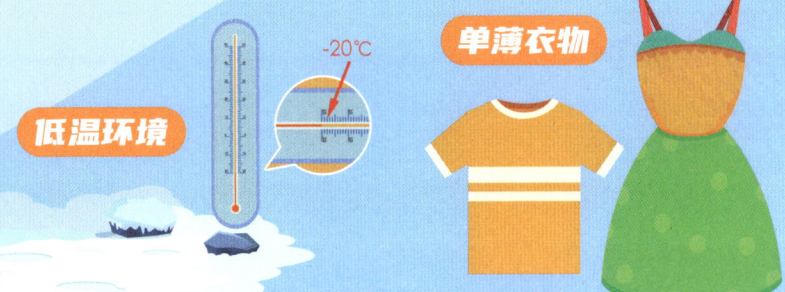

低温物体　　低温环境　　单薄衣物

冻伤的危害

冻伤的严重程度取决于组织的受伤范围和深度，局部变化一般可分为四个等级。

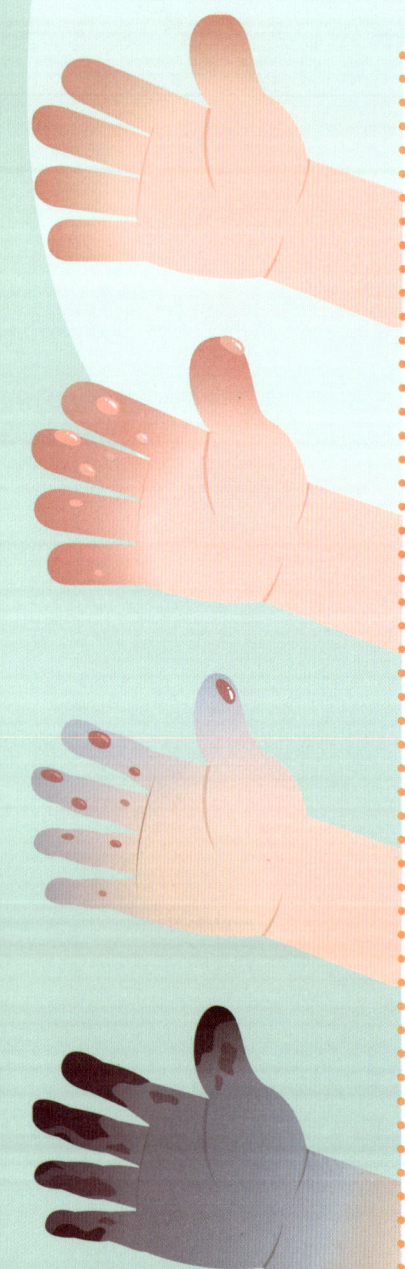

I度

也称为红斑性冻伤，伤及表皮层，表现为皮肤感觉过度敏感或敏感性减退，有烧灼、疼痛和刺痒感。皮肤表现为充血和水肿，发红或呈紫色。

II度

也称为水疱性冻伤，伤及真皮层，除充血和水肿外，主要特点是12～24小时内形成水疱，水疱液透明偏稀。

III度

也称为腐蚀性冻伤，主要特点是皮肤全层发生坏死，并可累及到皮下组织，水疱内充满血液。皮肤温度低，创面颜色由苍白变成黑褐色，疼痛明显，坏死组织结痂剥脱后，露出肌肉，较小创面愈合会形成疤痕。

IV度

深达肌肉、骨骼，甚至导致肢体坏死，皮肤呈苍白或紫蓝色，水疱呈暗红色，严重者无水疱。肢体疼痛剧烈。

6 冻伤的处理

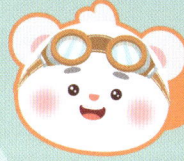 **容易冻伤的部位**

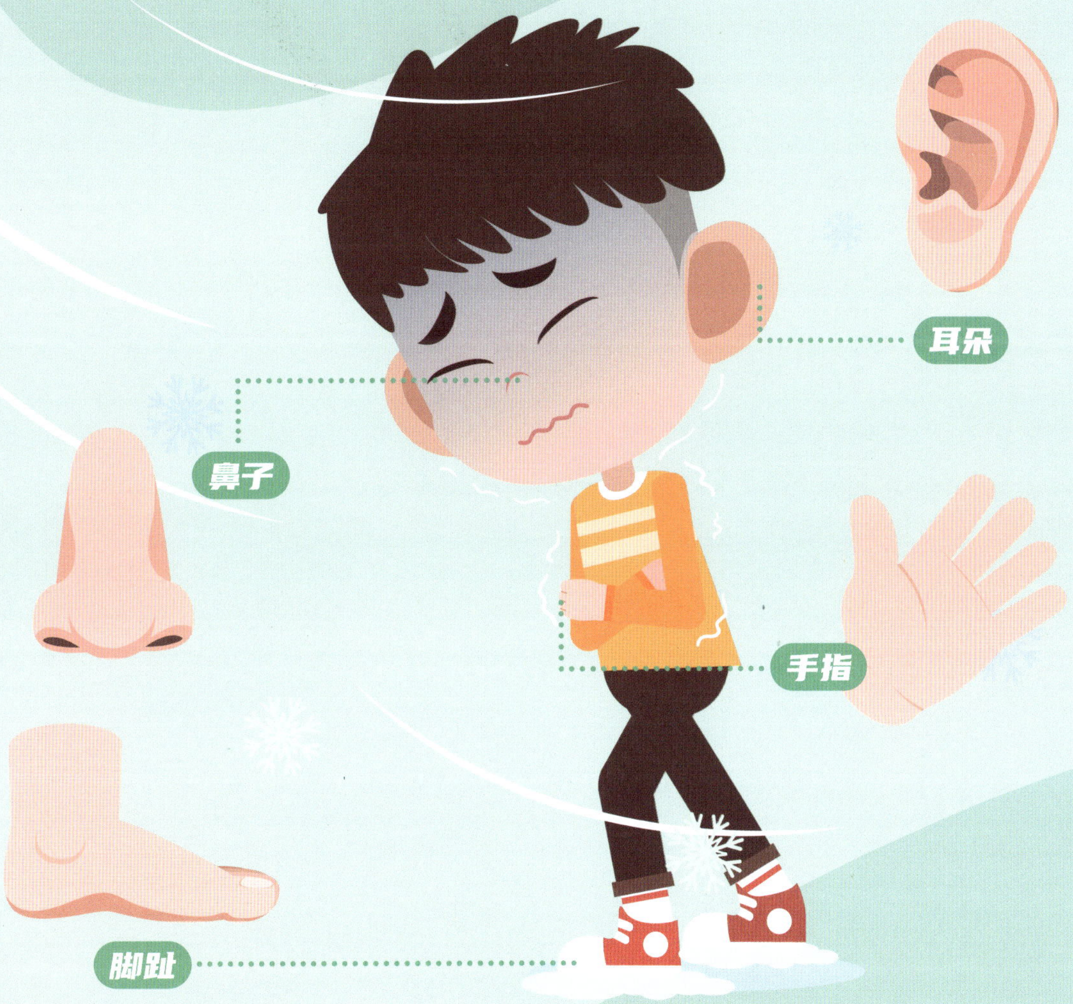

- 耳朵
- 鼻子
- 手指
- 脚趾

 **处理原则**

脱离低温环境、逐渐升温、必要时就医。

自救方法

脱离低温环境

应第一时间远离低温物体与环境。通过增加衣物和盖毯子、饮用温水，使自身核心温度上升，但温水温度不宜过高。如果冻伤已非常严重或无法自行脱离低温环境时，应及时拨打急救电话求助，告知具体地点，保持清醒，等待救援。

浸泡，搓揉升温

使用略高于人体温度的温水对冻伤部位进行浸泡，如手部和足部。注意，不可使用太烫的热水或直接烤火加热。

缓慢、轻柔且持续地搓揉冻伤部位，加速血液循环。如果冻伤部位产生水疱或更严重的症状，不可使用搓揉法。

必要时就医

当冻伤为Ⅰ、Ⅱ度时，可自行涂抹冻伤膏或凡士林，缓解症状，帮助冻伤恢复；如果是Ⅲ、Ⅳ度冻伤，则需要及时就医。

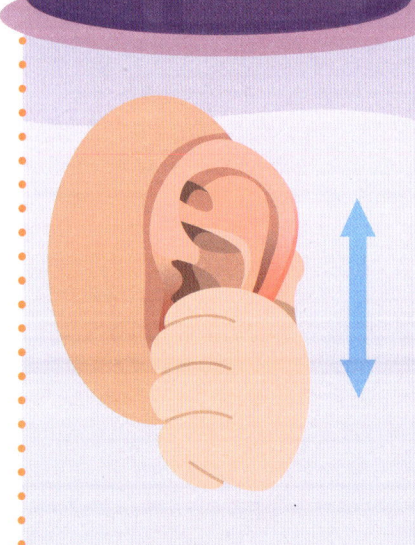

6 冻伤的处理

互救方法

脱离低温环境

如果发现伤者因低温已经失去意识，应第一时间帮助伤者脱离低温环境，将其移动到温暖环境。

为伤者升温

提供衣物、毯子和热饮，同时使用浸泡或搓揉的方式，帮助伤者升温。注意，热饮和浸泡的水的温度不宜过高。

尽快送医

如果冻伤情况特别严重，或伤者持续昏迷无法清醒，应第一时间拨打120急救电话送医，并联系伤者家人。

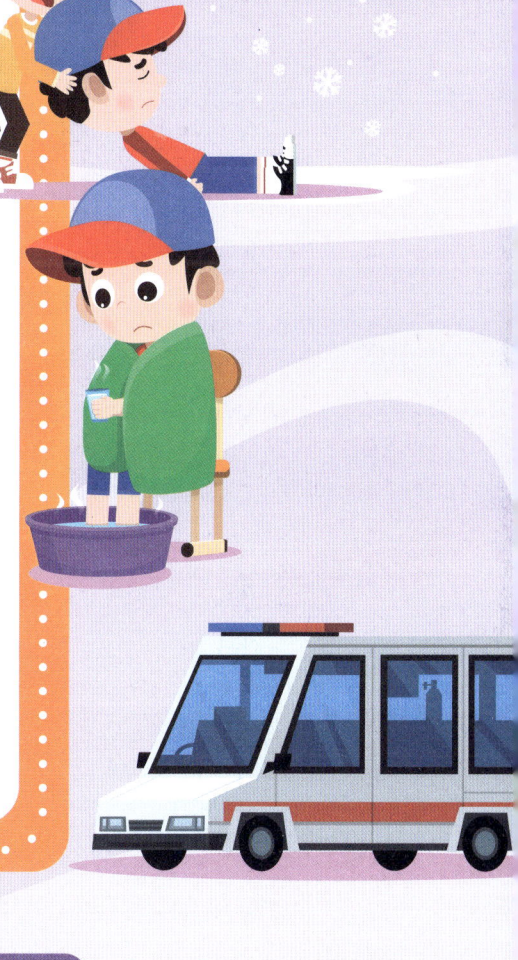

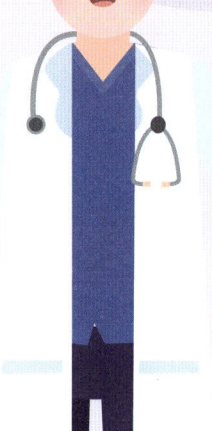

为什么冻伤后不能泡热水

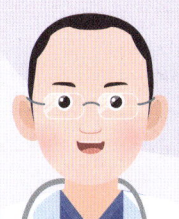

冻伤后不能立即泡热水，因为冻伤的组织和血管失去了正常的自我调节功能，泡热水容易导致血管过度扩张，血流量急剧增加，从而引起组织水肿、出血、炎症等反应，加重冻伤伤情。此外，冻伤组织敏感性降低，泡热水时难以感受到温度过高，容易造成烫伤。

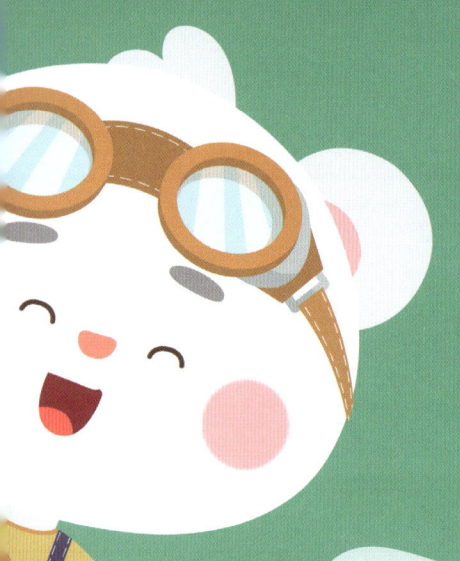

7 关节韧带损伤的处理

体育课上,同学们正在自由活动,男生们相约准备来一场痛快的足球赛。

赛况异常激烈,你来我往,场面热闹非凡。

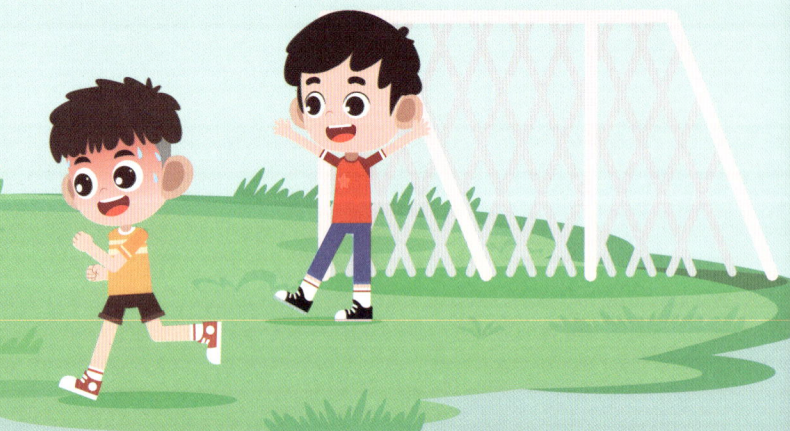

"看我的!"小亮直直奔向足球,没注意到地上的石头。

"啊,我好像崴到脚了。"小亮捂着脚踝,痛苦地坐在地上。

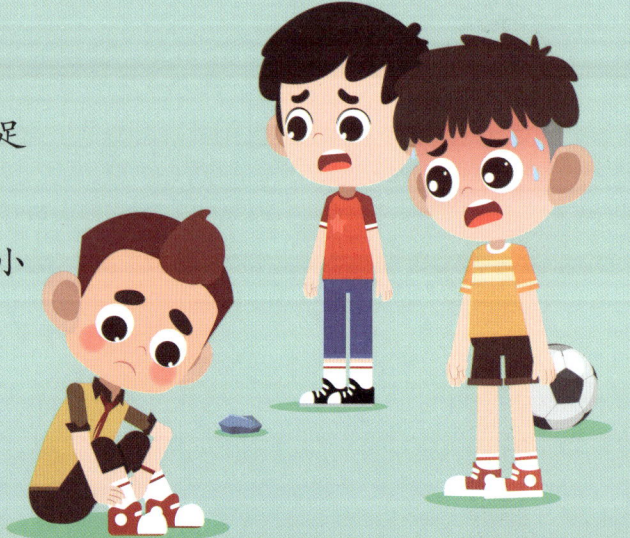

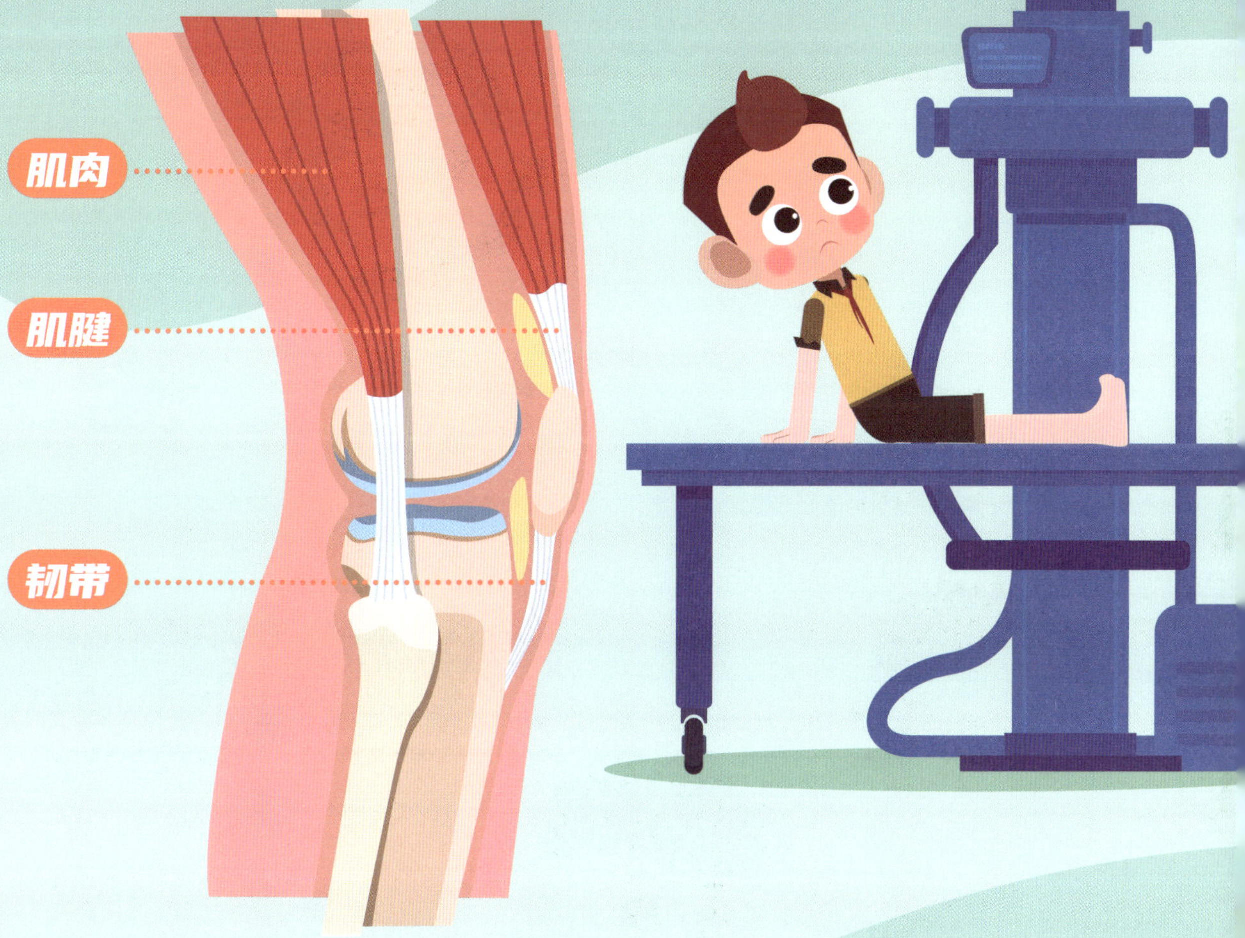

7 关节韧带损伤的处理

肌肉

肌腱

韧带

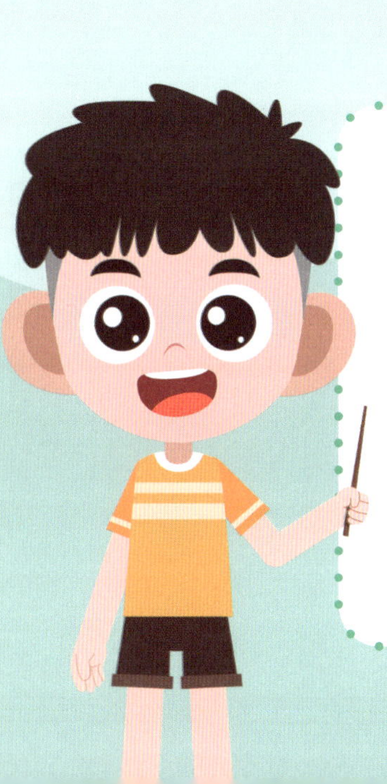

韧带的结构

韧带主要由纤维构成，可以承受拉力和压力，负责连接和支撑骨骼系统中的关节结构，使关节保持稳定。在人体中，韧带通常连接骨骼和肌肉，起到支撑和稳定身体的作用。韧带如果受到过度的伸展或扭曲，会造成损伤或撕裂，导致关节不稳定和疼痛。

韧带损伤的原因

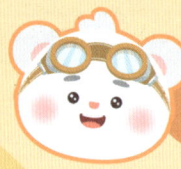

高能量暴力 是韧带损伤的最常见原因，常见于竞技体育中，频繁且高强度的身体对抗，会造成韧带受伤，如足球、篮球、橄榄球等。一些容易跌倒的体育运动，也会造成韧带损伤，如滑冰、滑雪等。

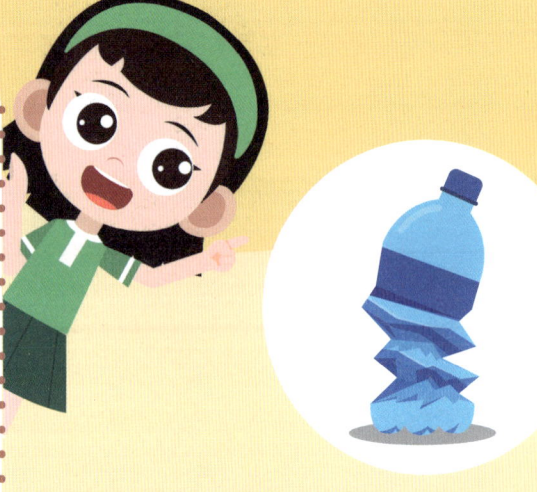

常见 **高能量暴力** 是旋转应力和外翻应力，就像一个矿泉水瓶，用力扭动它，就算再次转回原样，也会造成损伤。

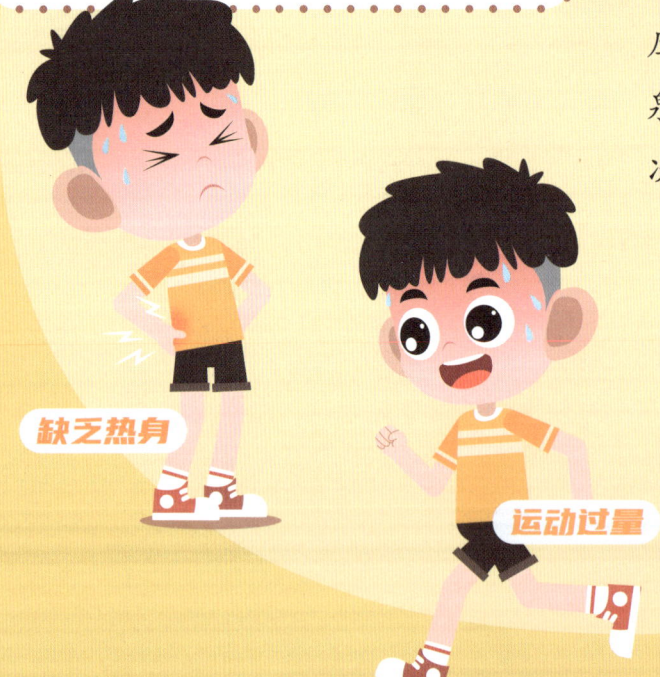

缺乏热身

运动过量

不适合的运动场所

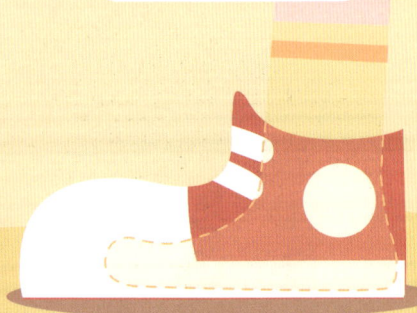

穿不合适的鞋子

7 关节韧带损伤的处理

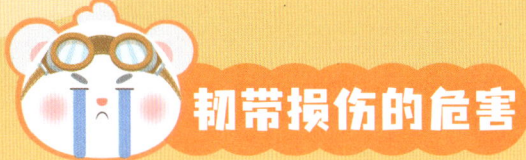

韧带损伤的危害

韧带是关节活动所必需的组织。韧带损伤会限制关节的活动，常表现为关节疼痛、肿胀、活动受限。如果发生韧带断裂，则整个部位会失去稳定性。

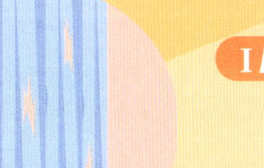

I 度

少量的韧带纤维撕裂，可能伴随局部按压疼痛，但关节稳定。

II 度

更多的韧带纤维撕裂，伴随严重的活动障碍和疼痛，有轻度的关节不稳定。

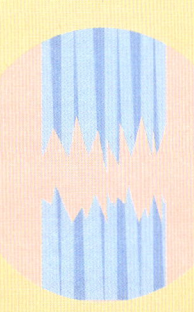

III 度

韧带完全断裂，失去活动能力，关节明显失去稳定性。

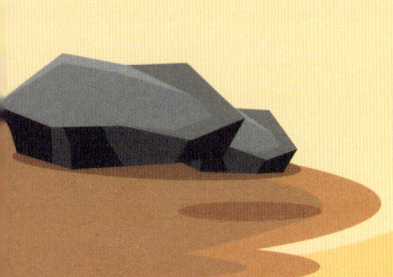

处理原则

停止活动、冷敷、固定。

青少年急救知识：意外伤害的应对

自救方法

判断自己状态

韧带损伤后，按压受伤部位，观察疼痛程度，轻微活动自己的关节，感受活动受限情况。如疼痛严重，关节无法活动，应及时停止按压及活动，保持静止状态。

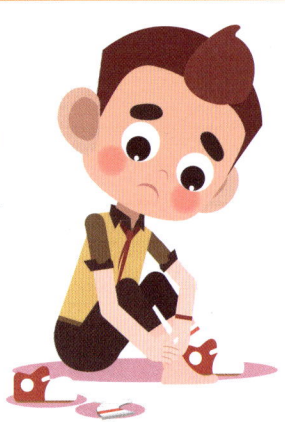

冷敷镇痛

韧带损伤后，需尽快冷敷，减轻肿胀和疼痛。

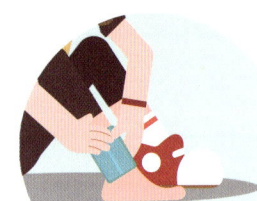

包扎固定

冷敷过后及时采用"8"字包扎法包扎固定。包扎范围应覆盖整个受伤关节，减少受伤部位的运动，避免再次受伤、出血。

专业检查

到医院接受更加细致专业的检查，根据损伤程度，决定下一步的治疗方案。

7 关节韧带损伤的处理

"8"字包扎法

"8"字包扎法常用于关节处的包扎。用纱布或干净布条，围绕受伤关节一圈进行交叉包扎，就像在关节处用纱布写一个"8"字。稍用力，确保关节处稳定，不会发生移动。

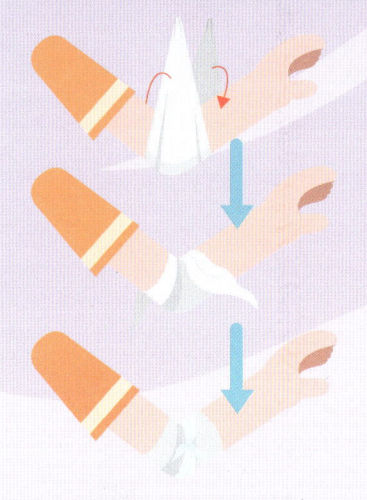

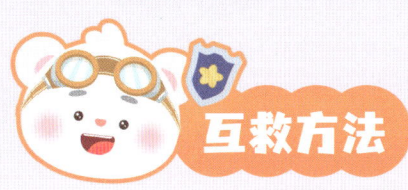

互救方法

帮助他人冷敷

当有人韧带损伤时，使用冰袋或降温喷雾为伤者进行冷敷，注意冷敷时间不宜过长。

判断受伤情况

根据伤者的受伤情况，决定是否使用绷带帮助其固定受伤部位，如果受伤程度较轻，可协助其移动。

尽快送医

如果伤情严重，第一时间拨打120急救电话，并联系伤者家人。

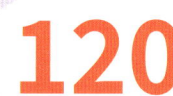

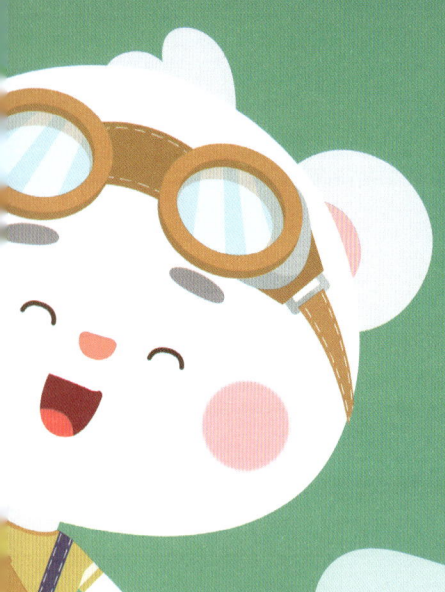

日 关节脱臼的处理

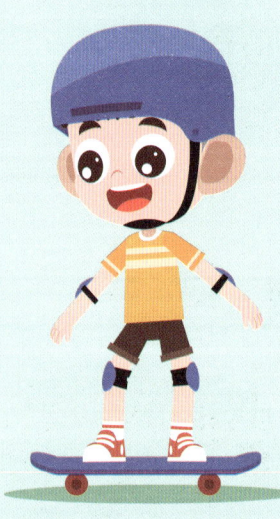

周末,小森和小雪到公园里玩耍,小森发现公园里有滑板场地,便穿戴好护具,开始尝试玩滑板。

"你小心一点,不要摔着了。"小雪看着小森紧张地说

"没事儿,我穿着护具呢。"小森回答道。

刚说完,小森就被石头绊倒了,他赶紧伸出左手撑地。

"哎呀,我的胳膊好像动不了了!"小森哭着说。

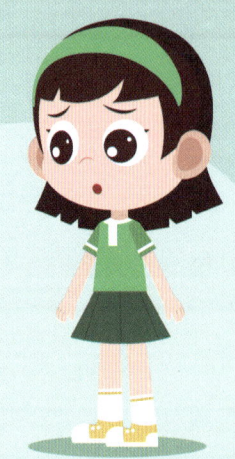

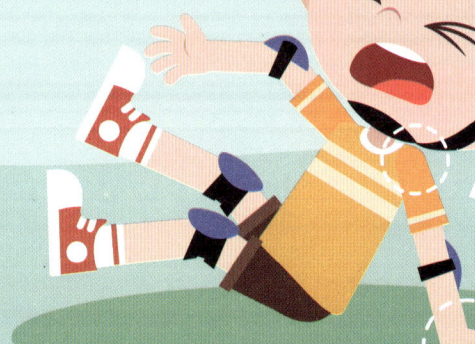

8 关节脱臼的处理

关节的结构

能活动的骨连结叫作关节，它是骨连结的主要形式，一般由关节面、关节囊和关节腔三部分构成。

关节面 通常是两个以上相邻骨的接触面。一个略凸，被称为关节头；另一个略凹，被称为关节窝。

关节囊 围绕着关节的一层薄膜，可以包裹和保护关节，同时也能够分泌滑液，减少关节运动时的摩擦和磨损。关节囊还可以限制关节运动的幅度，保持关节的稳定性。

关节腔 关节软骨和关节囊围成的狭窄间隙，会有少许的滑液。

什么是脱臼

脱臼也称关节脱位，是指构成关节的上下两个骨端失去了正常的位置，发生了错位。

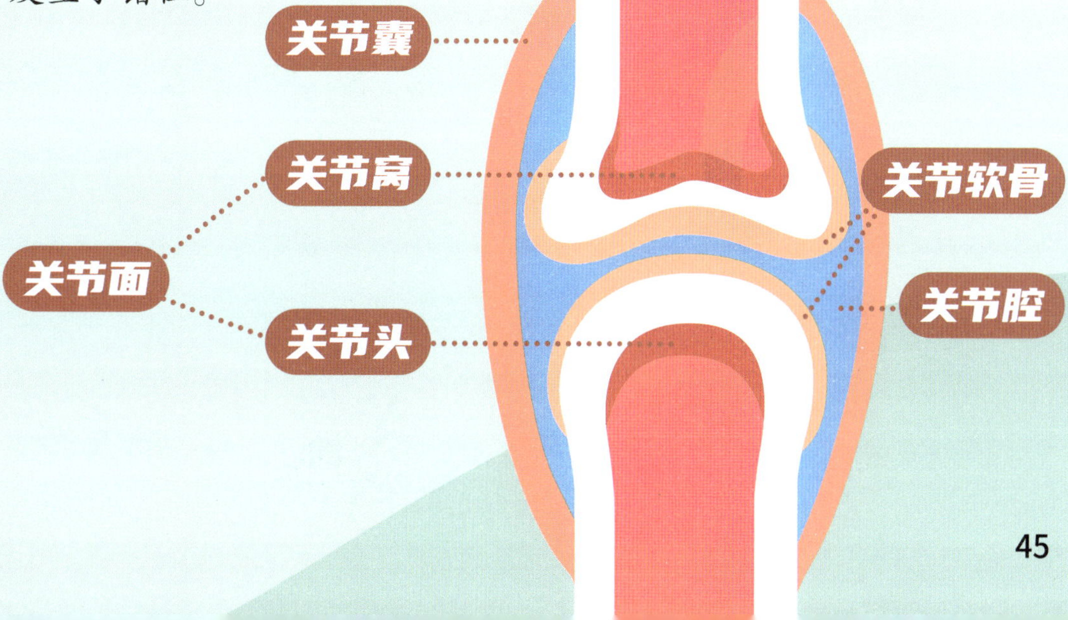

关节囊
关节窝
关节软骨
关节面
关节头
关节腔

脱臼的原因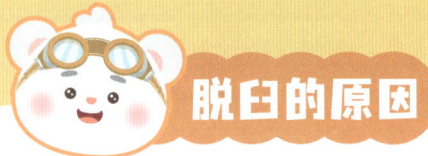

外力撞击
　　如摔倒、猛烈拉扯、交通事故等。

活动不当
　　过度运动、不规范训练等也会导致关节脱臼。

慢性疾病
　　通常由某些疾病引起，如关节结核、关节炎等。

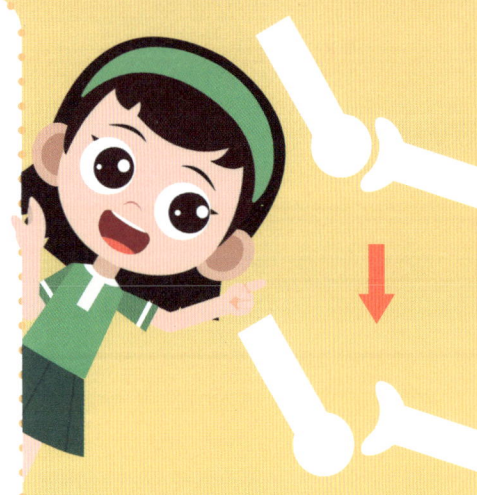

肩关节脱臼最常见，其次是肘关节、髋关节和踝关节。

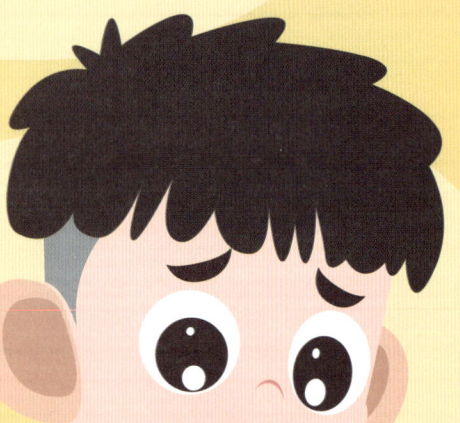

脱臼的危害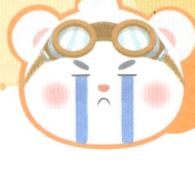

　　脱臼会对关节造成严重损伤，导致活动受限，并出现严重的疼痛、肿胀。
　　需要注意的是，如果脱臼未得到良好的恢复，关节易形成反复性脱臼。

8 关节脱臼的处理

处理原则

镇静制动、冷敷镇痛、专业救助、静养康复。

救助方法

镇静制动

发生脱臼时,应第一时间安抚伤者情绪,帮助伤者保持静止状态,防止关节活动,避免再次受伤。

冷敷镇痛

发生脱臼时,使用冷敷缓解疼痛,注意冷敷时间不宜过长。

专业救助

到医院接受医护人员的专业评估和救助,进行关节复位。

静养康复

关节复位后,遵医嘱静养康复,有些脱臼损伤需借助绷带、夹板等方式保持关节稳定,直到完全康复。

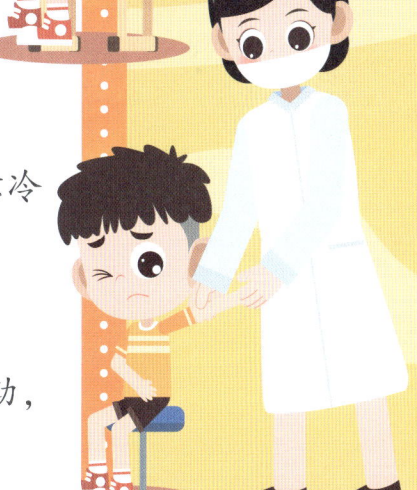

9 骨折的处理

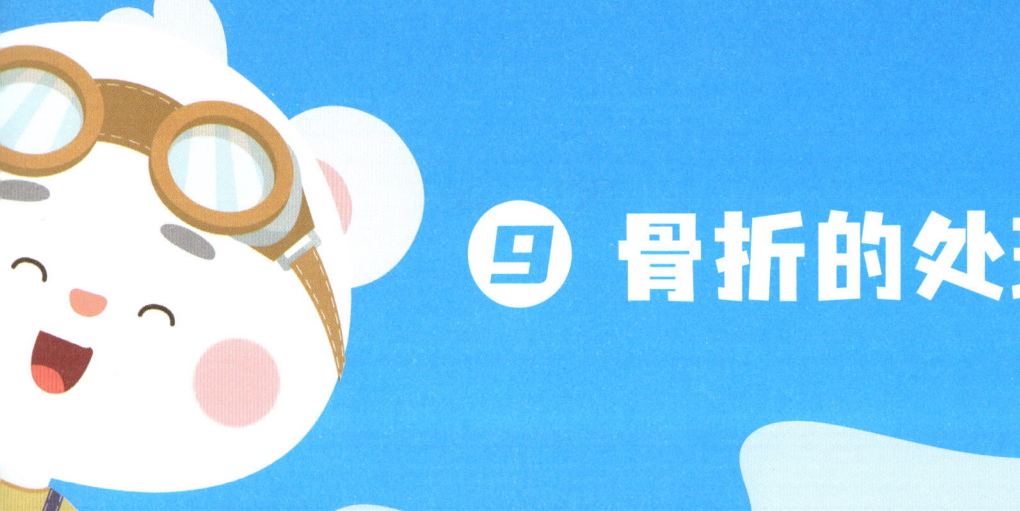

周末，小森、小峰和小亮约好一起到公园玩，小峰看到公园有单杠，一路小跑过去做起了引体向上。

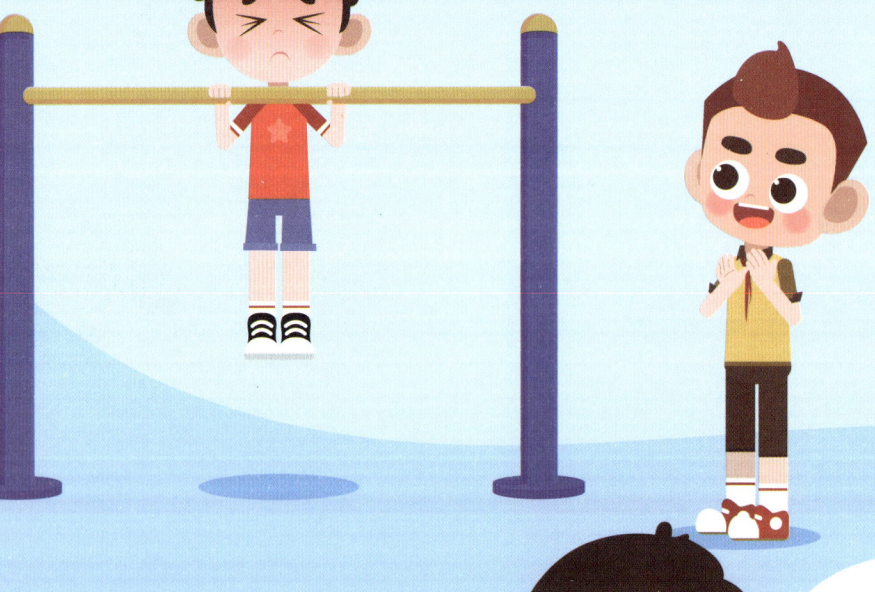

当他想继续做第二个的时候，一不小心手滑了，整个人跌落在地。

"啊，我的腿动不了了，好痛！"小峰痛苦地喊道。

9 骨折的处理

骨的结构

骨的结构包括骨膜、骨质、骨髓三部分。

骨膜

骨膜覆盖在除关节以外的骨表面，含有丰富的血管、神经、淋巴管，可以为骨提供营养，对骨的营养、再生等有重要作用。

骨质

由骨组织构成，分为骨密质和骨松质。骨密质结构致密，抗压能力较强，质地较坚硬，分布在骨的表面；骨松质结构较疏松，质地较松脆。

骨髓

骨髓是一种软组织，分为红骨髓和黄骨髓。红骨髓中含有红细胞，呈现为红色，具有造血功能和免疫作用。黄骨髓主要是脂肪组织，呈现为黄色，无直接造血的功能，但机体贫血较严重时，可转换为具有造血功能的红骨髓。

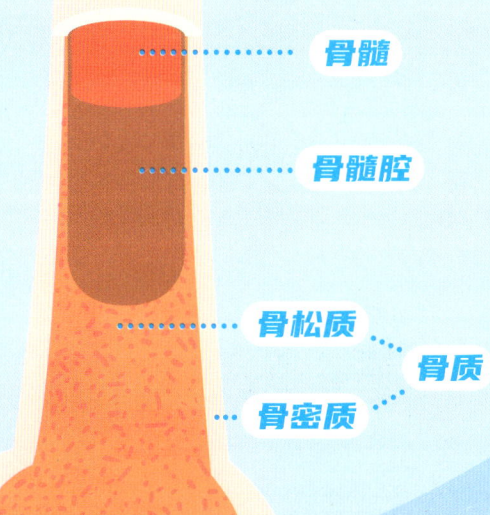

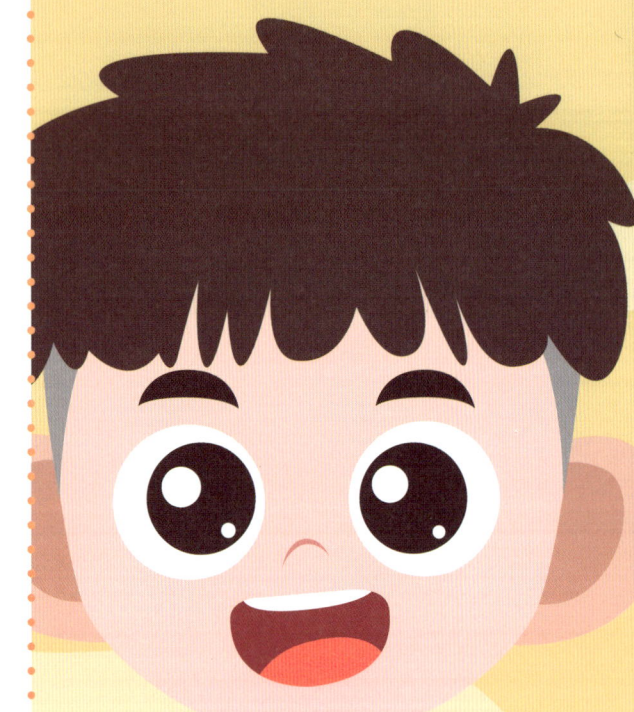

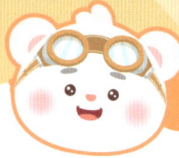 骨的作用

人体的骨主要由有机质和无机质构成。有机质主要是骨胶原和黏多糖蛋白，无机质量多，主要是磷酸钙和碳酸钙。

骨十分坚固，就像楼房中的钢筋一样，既支撑和保护着我们的身体，也与肌肉、肌腱、韧带等组织共同协调，完成人体的各种动作。

同时，骨还参与人体内分泌的调节和维持电解质平衡。

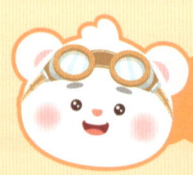 什么是骨折

骨折是指骨结构的连续性完全或部分断裂。当骨承受的力量超过其能承受的最大强度时，就会发生骨折。

9 骨折的处理

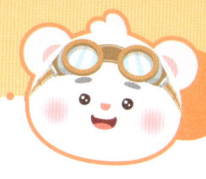

骨折的原因

大部分骨折都是由于外力引起的，如跌倒、撞击等。一些骨骼疾病，如骨质疏松、骨肿瘤会破坏骨质，导致患者受到轻微外力就可能发生骨折。

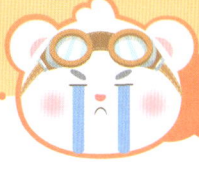

骨折的危害

骨折后，会出现局部疼痛、皮下血肿及活动功能障碍，严重时还会导致休克，危及生命。

由于骨折断端位移，受伤部位可能出现畸形。开放性骨折并发感染时，人体可能出现持续性发热。

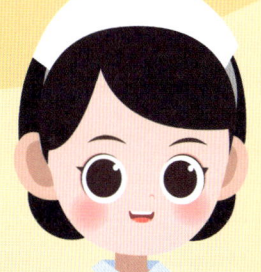

开放性骨折指在骨折的同时，皮肤和肌肉也遭到损伤，形成破口。反之，没有出现皮肤破损的骨折即是闭合性骨折。

处理原则

冷静制动、冷敷镇痛、专业救助、静养康复。

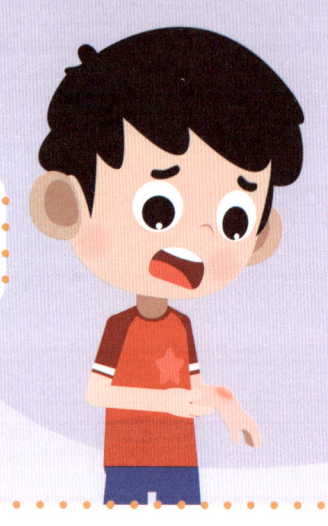

自救方法

判断自己状态

发生严重撞击事故后，需判断自己是否骨折，是否有开放性的创面。如果出现明显的行动困难和疼痛，甚至明显的肢体畸形，应当判断自己已经发生骨折。

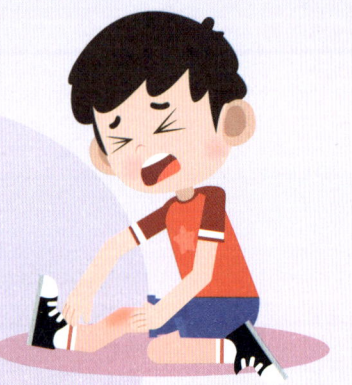

冷静制动

当发生骨折时，需尽量保持静止状态，或在确保安全、骨折处稳定的状态下移动自己，避免骨折处发生二次损伤。

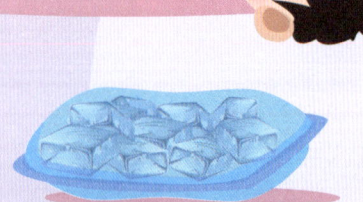

冷敷镇痛

若为闭合性骨折，可进行冷敷，以减少内部出血，减轻肿胀、缓解疼痛。

专业救助

无论是哪一种骨折，都需要到医院进行专业的检查。开放性骨折应尽早止血，根据伤情采取手术或非手术的方式进行复位、固定。

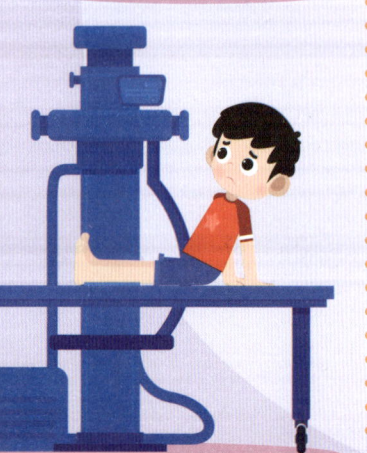

9 骨折的处理

静养康复

发生骨折后，骨的修复时间较长，患者需要静养，直到康复。

使用辅助工具行走

如果骨折处在下肢，需使用拐杖或轮椅等辅助工具。需要注意的是，单个拐杖需放在健康下肢同侧。

互救方法

安抚情绪

当他人发生骨折时，需尽量安抚伤者情绪，同时避免移动，以免造成二次损伤。

尽快送医

第一时间拨打120急救电话送医，并联系伤者家人。

现场处理

如果伤者出现开放性骨折，伤口出血明显，应尽快寻求周围成年人的帮助，进行止血。除非受过专业训练，否则不建议采用捆绑肢体的方式进行止血。若为闭合性骨折，可设法进行冷敷镇痛。

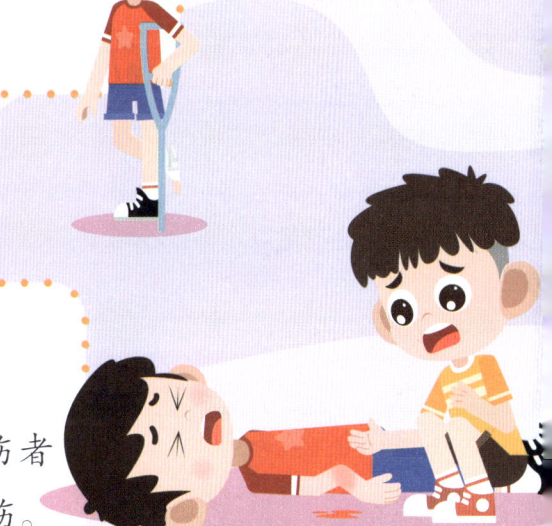
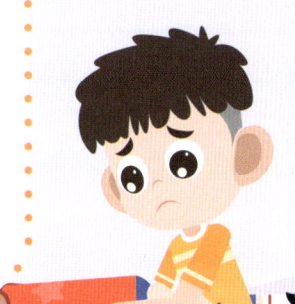

10 肢体离断的处理

肢体离断是指人体的任何一肢（手、脚、手指、脚趾等）完全或部分分离于身体之外的一种伤害或损伤。

10 肢体离断的处理

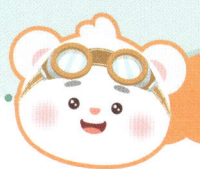

肢体离断的原因

肢体离断可以因刀具切割、钝器碾压、拉扯、爆炸、挤压等各种因素造成。高发人群有建筑工人、工厂工人等。

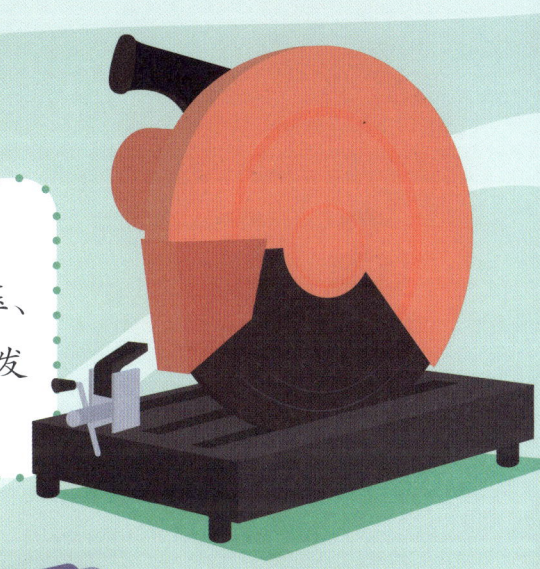

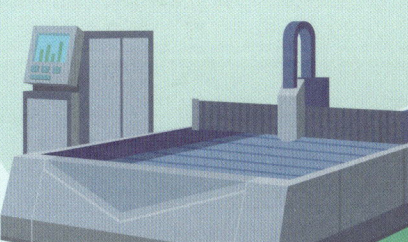

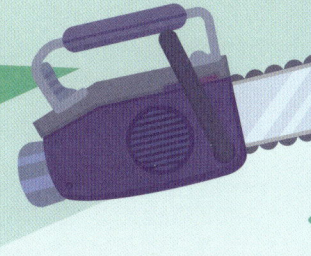

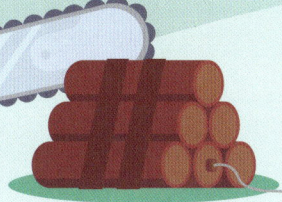

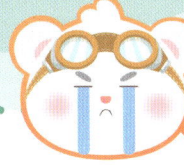

肢体离断的危害

发生肢体离断，患者往往会出现骨折、皮肤撕裂、血管破裂、神经断裂等多种混合症状，伤口情况复杂，肢体损坏严重。

除此之外，大面积的伤口还易引起出血性休克、感染等并发症，严重时可能死亡。

离断的肢体处于缺血缺氧状态，超过一定时间就可能出现不可逆的坏死。

另外，肢体离断会对患者的心理造成极大的影响，失去重要的身体部位可能会让患者感到自卑和无助。

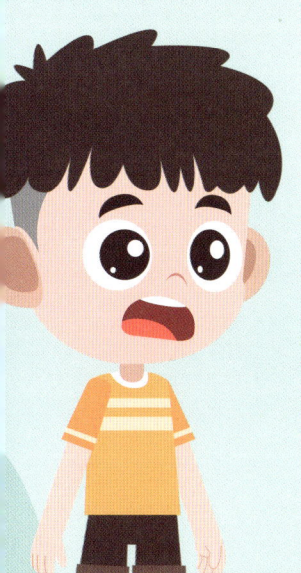

青少年急救知识：意外伤害的应对

处理原则

尽快止血、保存断肢、及时就医、心理疏导。

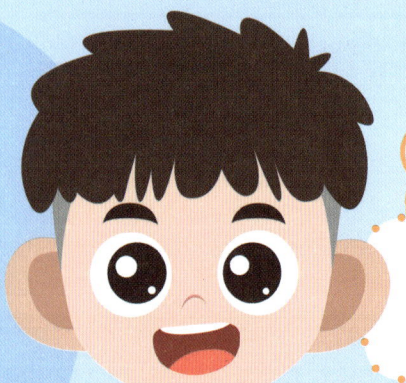

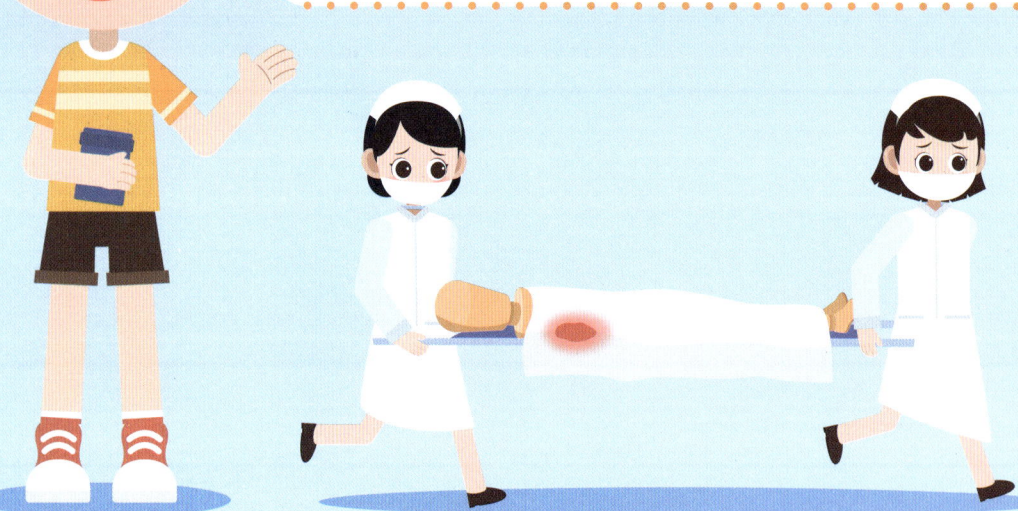

救助方法

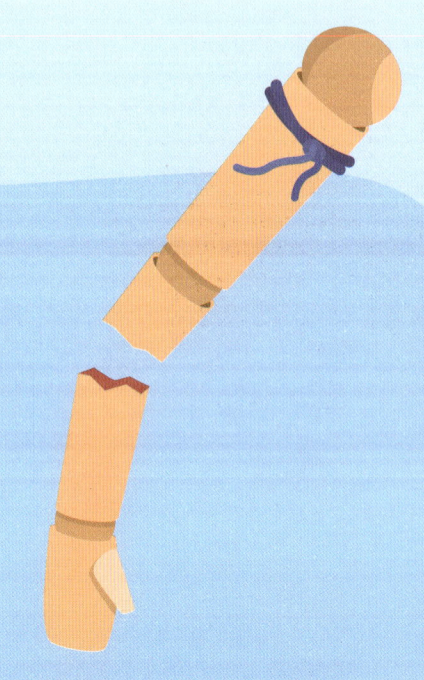

尽快止血

发生肢体离断时，一般来说，完全离断肢体残端的血管，大多会在肌肉挤压下自行回缩，闭塞止血，所以对无明显出血的断肢残端，使用简单的加压包扎止血即可。如果出现大出血，需及时在近心端进行捆扎止血。

保存断肢

未完全离断的肢体，可使用无菌材料或干净衣物包裹覆盖，然后用小夹板等进行临时固定。在固定过程中，对连接部位的组织不要过度拉扯和扭曲，避免影响断肢供血，加重伤情。

对完全离断的肢体，除非断肢污染严重，一般无须冲洗，用无菌材料或干净衣物包裹好，采用**干燥冷藏**方法保存。先放进干净的塑料袋中，再放入有盖密闭容器，最后在外围倒满冰块，在这个过程中，不要让断肢直接与冰块接触，以免组织冻伤，也不要用任何液体浸泡断肢。

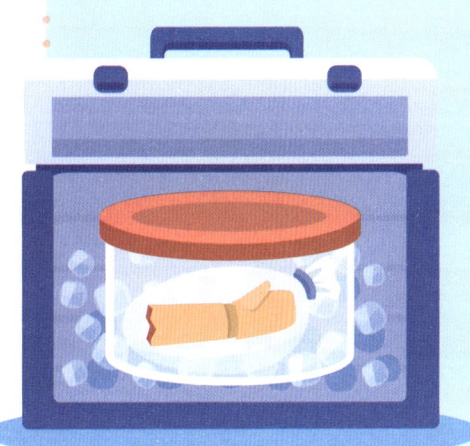

及时就医

尽快到专业医院进行处理，根据医生的判断，选择断肢缝合或是直接截肢。如果伤口平整，断肢保存较好，有概率通过手术接上断肢。

心理疏导

肢体离断属于特别严重的伤情，除了对人体的损害，对人心理上的影响也十分巨大。在处理断肢时，应及时宽慰患者，安抚其情绪。

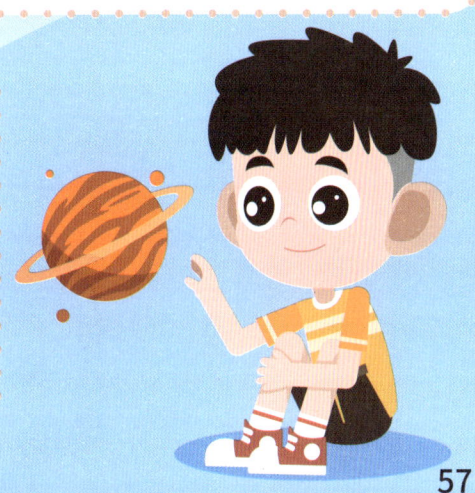

青少年急救知识：意外伤害的应对

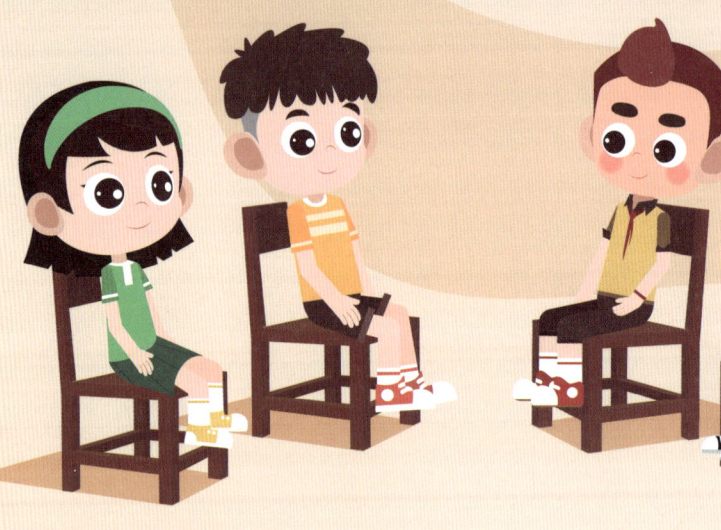

对肢体离断患者的帮助

心理治疗

对患者进行心理治疗、心理疏导，缓解患者情绪，帮助患者走出生活困境，走出心理阴霾。

仿真肢体

借助科技的力量，为患者安装仿真肢体，实现肢体的部分功能。

社会接纳

呼吁社会接纳残障人士，从法律层面出发，完善社会保障制度，修建更多无障碍设施，关爱残障人士的生活。